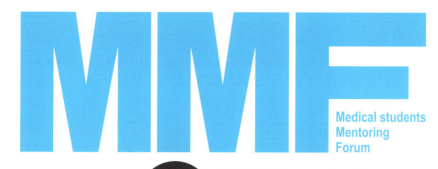

MMF
Medical students Mentoring Forum

たろう先生式 医学部6年間ベストな過ごし方

志水 太郎

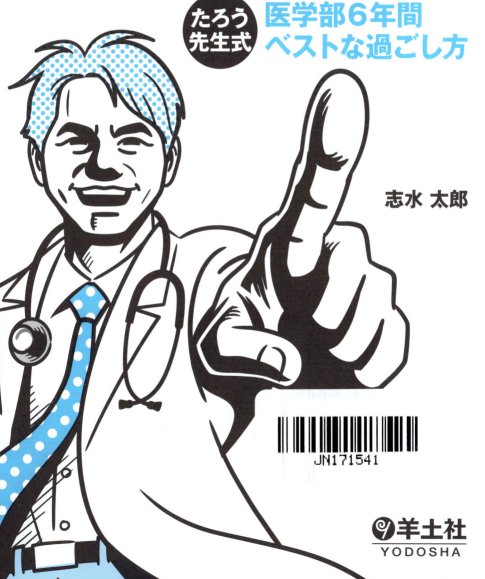

羊土社 YODOSHA

【注意事項】本書の情報について─────────────

　本書に記載されている内容は，発行時点における最新の情報に基づき，正確を期するよう，執筆者，監修・編者ならびに出版社はそれぞれ最善の努力を払っております．しかし科学・医学・医療の進歩により，定義や概念，技術の操作方法や診療の方針が変更となり，本書をご使用になる時点においては記載された内容が正確かつ完全ではなくなる場合がございます．また，本書に記載されている企業名や商品名，URL等の情報が予告なく変更される場合もございますのでご了承ください．

購入者だけの **秘密の特典**

MMFクラブへの招待状

まなびたくて まなびたくて ふるえの止まらない
医学生の皆さんのために、志水太郎先生から
特別プレゼント!! 本書の学びをさらに深められる教材を
WEBで順次公開予定! 詳細は
❶「MMFクラブ」メンバー専用ページ、
❷Facebook などで告知していきますので、ご期待ください!

❶「MMFクラブ」メンバー専用ページへのアクセス方法

1 羊土社ホームページ にアクセス(下記URL入力または「羊土社」で検索)

http://www.yodosha.co.jp/

2 [羊土社 書籍・雑誌 特典・付録] ページに移動
羊土社ホームページのトップページに入り口がございます

3 コード入力欄に下記コードをご入力ください

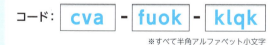

コード: cva - fuok - klqk
※すべて半角アルファベット小文字

4 本書特典ページへのリンクが表示されます
※ 羊土社HP会員にご登録いただきますと、2回目以降のご利用の際はコード入力は不要です
※ 羊土社HP会員の詳細につきましては、羊土社HPをご覧ください

❷Facebook・羊土社医学生の本(ymsb) →
のイベント欄をチェック!

[MMF] Contents

■ はじめに ▶▶▶ 009

1・2年生

1 医学部を知る
▶▶▶ 023

- 医学部に入って まず知っておくこと
- 医学部のカリキュラム、じつはまだまだ進化中
- Beyond 詰め込み式授業
- Early exposure を最大限生かす方法
- 大学の勉強だけでホントにOK？
- 医学部に入ったことを後悔しそうになったら
- もし留年してしまったら…

2 医師の仕事を知る
▶▶▶ 043

- 「患者さんを診る」だけじゃない
- 教育と臨床のバランス
- 「研究」も大切で、おもしろい！
- 行政、そして公衆衛生って？
- 医療経済学って？
- MBA、経営学って？
- 医師は日々是学習!?
- 結局、どんな医師をめざせばいいの？

3 医師と教養
▶▶▶ 069

- 「教養」はなぜ大事？
- 趣味はキャパを広げる
- 部活、アルバイトで「対人力」を鍛える
- 人付き合いも技術
- 他職種の理解がリーダーシップを育む
- ユーモアと折れない心
- 職場は病院、だからビジネスマナーは不問？
- 診療もサービス業？愛想は必要？

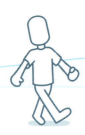
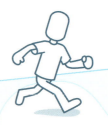

		1年	2年
医師に必要な力	医学的知識	カリキュラムを理解する「学び方」を学ぶ	
	診断		
	診察技術	Early exposure で積極的に学ぶ	
	キャリア・教養など	医者の仕事を理解する 部活・アルバイト・趣味を頑張る 医学教育に参画する	公衆衛生や医療経済に興味をもってみる コミュニケーション力を意識的に高める リーダーシップ・マネジメントを理解する

3・4年生

4 ハイブリッド思考で
　基礎医学の学習効率を高める
▶▶▶ 103

- 基礎医学と臨床をリンクさせる
- 病態生理は絶対役に立つ
- お得な英語の学び方
- イノベーションは身近なところから

5 臨床医学をテスト勉強で終わらせ
　ない〜国試対策をうまく使う！
▶▶▶ 115

- 体験＝知識×1,000
- 診断学導入
　〜まずは「キケン」なものと「コモン」なもの
- PBLを使いこなす！
- 国試対策でそのまま診断力も磨くには？
- 疾患のタテとヨコ：
　「病気→症状」→「症状→病気」
- 教科書や論文ってなんで大事？

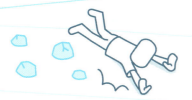

3年	4年	
基礎医学と臨床をリンクさせる 普段の勉強を少しずつ英語にする		
病態生理の勉強に力を入れる 病態や症候から疾患を考える練習をする	教科書や論文にあたる習慣をつける PBLや鑑別診断の勉強会で 積極的に学ぶ 症例問題からプロブレムリストを 作る練習をする	CBT・OSCE
病院見学やボランティアに 飛び込んでみる		

[MMF] Contents

5・6年生

6 臨床実習の効果を最大化する
▶▶▶ 135

- 臨床実習を最大に活かす方法
- 実習の予習は必要？
- 救急実習の落とし穴
- 1に病歴、2に病歴（フィジカルはその後で…）
- プレゼンで医師の力がわかる？！
- 実習から研修まで、ブランクの埋め方

7 研修を自分でつくりあげる
▶▶▶ 159

- アンマッチは怖くない
- 研修病院の面接であなたは何をみられている？
  〜面接官からのアドバイス
- 研修環境は選ぶものではなく、つくるもの
- 研修先を選ぶにあたって、
  専門医はどこまで意識する？
- 臨床留学と「文化的土台づくり」の大切さ

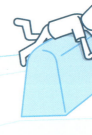

医師に必要な力		5年	6年		
	医学的知識	出会った患者さんの病気を徹底的に調べる	国試勉強を診断のトレーニングにする	PCC OSCE 卒業試験	医師国家試験
	診断				
	診察技術	病歴聴取の力をつける	シミュレーターで基本手技を磨く		
	キャリア・教養など	プレゼンテーションの力をつける	研修を「つくる」意識をもつ		

（臨床実習）

+α

- ロールモデルを見つける ▶▶▶173
- 「もっと学びたくて学びたくて震える」
  ときにオススメの図書リスト
  ▶▶▶183

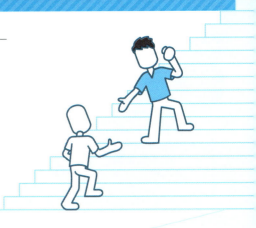

本書の見方

本書は**医学生と志水先生の対話パート**と**解説パート**の2つで構成されています。

対話パート

医学生と志水先生が行った座談会を元に、リアルな会話を再現！

医学生たち
学年▶ ① ② ③ ④ ⑤ ⑥

志水太郎先生

医学部に入って まず知っておくこと

② 僕は病気に苦しむ人を助けたくて医学部をめざしました。でも実際に入学してみると、1年の「教養」の講義は医学と直接関係なさそうなものも多く、「あれ？」という感じでした。「基礎医学」の講義になっても、シグナル伝達が～とか、タンパク質の構造が～とか…。実際の病気と治療のことはなかなか教えてもらえず、もどかしく感じています。重要だというのはわかるのですが…。

③ 僕の大学はEarly exposure（早期体験実習）といって、早いうちから「医療」に触れる時間がそれなりにありました。でも、それはそれで知識が無さすぎてピンとこなかったというか、何をしていいか解らなかったというか…。

なるほど、たしかに。気持ちはよくわかります。じつは僕も医学生のときに同じようなことを感じたことがあります。

"医学部"に入ったのに…?
多くの医学部では、全国共通の「医学教育モデル・コア・カリキュラム」をもとに
1年次前半：教養
1年次後半～2年次：基礎医学（前倒しの傾向あり）
2年次後半～4年次：臨床医学

 対話パート
 解説パート

解説パート

対話パートで登場したキーワードを志水先生が実体験も交えながら解説！

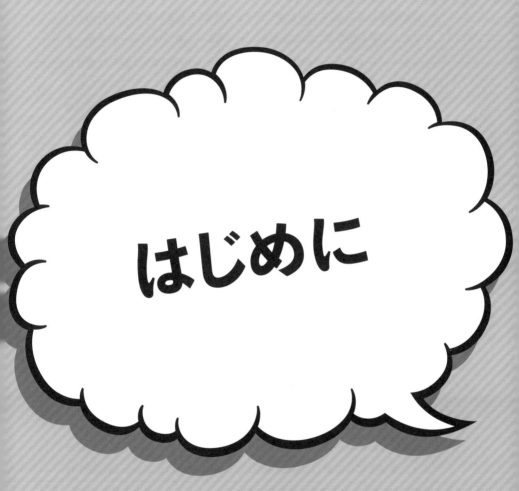

まず自己紹介

　はじめまして、志水太郎と申します。内科医をしています。内科医といえばどんな姿を想像するでしょうか。オペ着より白衣、メスより聴診器、という感じでしょうか？その想像はたしかに正しいのですが、1つだけ違う点をあげるとすれば、普段の僕は楽で動けるから、あと学生や研修医たちと一緒になって動くから（？）か、オペ着（スクラブ）のことが多いです（聴診器はもっています）。

　その内科医がどうしてこのような本を書いているか？ですが、今僕は医師になって10年ちょっと、これまで国内外の数十の大学で学生さんたちに教えるなかで、医学生の皆さんには現役の医師から送ることのできるメッセージがたくさんあると感じたからです。医学生を終えたとき、これからどのように医学部で勉強していけばよいかというアドバイスがあればよかった、と振り返ったこともありました。医師の世界は意外と狭いもので、やはり医師としては何科に進んでも、また何科をしていても、知り合い同士が仲間だったりと、どこかでつながることもあり、なんとなく全体で仲間意識や共通意識があるものです。その点でいえば、皆さんは、僕にとって医療を支えていく仲間でもあり、業界の大切な後輩、さらにいってしまえば弟・妹のような存在でもあります。だからこの本は、目の前に自分の弟または妹がいたらこんなことをアドバイスできたらいいな、という想いで書いています。

　簡単に自己紹介します。僕は東京出身で、祖母の実家は愛媛です。ご縁あって愛媛大学を卒業した後、東京の病院で研修をしました。研修医1年目の最後に師匠（内科医）との劇的な出会いがあり、内科と現場の医師教育、そして学生教育に強い関心をもちました。もともと医学教育には学生時代から興味があり、例えば医学部3年生のときから系統解剖の非常勤アシスタントで医学科・看護学科数百人のサポートをしていました。他にも、医学部6年生のとき留学したイギリスの医学校では日本との医学生教育の違いに刺激を受け「学生による医学教育改革案」を学生総会でとり決め教授会に掛け合ったりしていました。（こんな風に書くと超まじめ学生みたい

はじめに

ですが、1日の半分以上の時間を好きなヴァイオリンの練習に費やしていたという、あまり「優等生」っぽくない生活でした。）実際に医師になってからも、研修医や学生を教え自分も含めてみんなで研鑽していくことの楽しさを実感して、普段の臨床業務や研究はもちろんですが、同時に教育も自分自身のライフワークになりました。

医師になって3年目の夏に大阪市立大学の医学生に身体診察を教えに行ったのが好評だったことをきっかけに、全国的に教育活動を開始し、その名前をTdP（Teaching delivery project）と名付けました。これがきっかけでその後も活動の場が広がり、現在まで国内外の多数の大学や病院で教育回診やカンファレンスを開き、これを通じて教育と人の輪を広げていっています。また、医師5年目のときから、恩師の1人の徳田安春先生と一緒に「闘魂外来」という外来の救急外来の教育活動を始めたり（現在は僕のチームの獨協医科大学総合診療科で「とらのこ外来」という名前で救急外来の教育を行っています）、関西や関東の若手医師らの人的ネットワークやカンファレンスの立ち上げなど、活動のバリエーションを増やしてきました。現在は獨協医科大学で総合診療科を立ち上げ、学生はもちろん研修医や総合診療スタッフの教育の牙城をつくりつつあります。

僕が医師になった理由

僕が医師になろうと決めたのは6歳のときでした。特に身内に医師がいたわけではありませんので、医師とは無縁の家でした。しかし、当時かかりつけだった内科小児科の先生のクリニックの待合室に漫画「ブラックジャック（手塚治虫）」が置かれてあり、また同じ時期にたまたま大きい字で書かれた野口英世の伝記を読んだことがきっかけでした。片方はフィクション、もう片方はノンフィクションですが、どちらの主人公も自分の身を挺して人の命に貢献するということに幼心ながらとても感銘を受けました。

それからは医師になるとぼんやり決め、ぼんやり決めたままそれが現実になると思い込んでいました。思い込みはすごいもので（一時期天文学者

にあこがれた時期がありましたが）、他の職業は何も目に入りませんでした。この時点では、幸か不幸か医師になるにはちゃんと勉強しないといけないということなどわからず、流れでそのまま中学、高校など多感な時期を過ごすなか、1つの転機が訪れました。母親の死です。

　僕が高校2年生の1月。当時わが家には東京に1つ、そして長野県の軽井沢にも家があったのですが、正月休みでその家に向かう途中のことでした。早朝に東京を出て軽井沢で高速道路を降りたあたりでした。その際、母親が前夜からの疲労だったのでしょう、眠気がふと襲ったようです。高速を降りて緊張が解けたことで魔がさしたのかもしれません。その瞬間でした。僕は後部座席にいたので一瞬何が起こったかわからなかったのですが、「バン、バン」という感じでまるで遊園地のジェットコースターのように車がバウンドして、その後ドカッとすごい音がして止まりました。車のフロントグラスも横の窓も茶色の濁流で囲まれていて視界はありません。体を起こすと、母はフロントガラスに頭をぶつけていて「ゴメンね…」と言っていました。ようやく状況がわかり、どうやら車で橋を渡っていたときに横道にそれ、十メートルほどある川に車で突っ込んだのだということがわかりました。母は動けませんでした。座席ごとフロントガラスに頭をぶつけていたようですが会話もできる状況でした。僕と、同じく後部座席にいた弟の次郎もとりあえず無事そうでした。いずれにしてもここから何とか脱出することを考えました。水が車のなかに入ってくることはなかったものの、ドアが外からの水圧で全く開きません。このまま助けが来なければ酸欠になって万事休すだろうと、ブラックジャックにもたしかこんなシーンがあったとぼんやり思いながら、このまま助けが来ずに最悪誰からも見つけられないとどんな姿で見つかるんだろう、などとも考えました。思っていた矢先、車の天井から声がしました。どうやら、異変に気づいた通行人が警察や消防署に連絡をしてくれたのかもしれません。人通りなどほとんどない場所だったので、奇跡的だったといえるかもしれません。

　母親も僕と弟も、ケガの可能性があるとして病院に搬送され、搬送の時点

では幸い大事はないと判断されたのですが、母親は頭部を打っていたので首が折れていることがわかりました。その病院では首の手術ができないことがわかり、僕が付き添って、母は救急車で軽井沢から東京の病院まで搬送されたのです。正月を挟み海外出張をしていた父も、今回の事故を聞きつけ急きょ帰国しました。東京の病院にそのまま入院、無事に手術も終わり、金属の補強板を首に入れた状態で退院してしばらくの後補強板を外す予定となりました。母は無事に退院、経過観察となりました。一度死を考えたものの命拾いをしたことによって、毎日が素晴らしい時間のように思えました。ちょうどその旅行の前、母親に対して遅めの慢性的な反抗期を迎えていた自分は、母親がこうして元気でいてくれることがどれほど幸福なことかを実感していました。

　そして、転機が訪れたのです。夏のことでした。無事に安定した状態の母の首ですが、補強板を外すことになり手術を行うため入院しました。その手術はそれほど時間もかかるものではないということで、みな安心して手術の帰りを病室で待つということになりました。しかし、なぜか母は病室に戻りません。半日以上がたっても母が戻らないためおかしいと思っていたころ、集中治療室によばれました。母が手術中に脳梗塞を起こしたというのです。脳梗塞というのは脳の血管が詰まってしまうことでその血管の周囲の脳の機能が失われてしまう病気です。脳梗塞が起こった場所により症状は違いますが、大きな脳梗塞になると脳がむくんでしまうため、頭蓋骨のなかの圧が上がり脳幹といわれる、呼吸や心臓をコントロールする場所が圧迫されることで命にかかわることになります。医師から見せられた脳の写真は、素人の自分が見てもわかるほど明らかで、片方の脳の半分近くがMRIで白くなっていました。それからは、暗くつらい7日間でした。まさかこのようなことになることは予想もしませんでした。母親は片方の頭蓋骨に穴をあけ、頭蓋骨の内圧を減らす処置を行いながらも、状況は変わりませんでした。いつか母親が目を覚ましてくれると思い病院内の待合室で過ごしていました。しかし、その日は訪れませんでした。そして7日

目のこと、集中治療室から至急のよび出しがあり、母の死を告げられました。やむをえなかったのかもしれないと思いますが、母の周りで淡々と片付けられていくモニタや点滴などをぼんやり眺めながら、死んでいく状況にある愛する人に対する、人間の無力さをまざまざと感じさせられました。

　母の急逝の後、わが家の状況は一変しました。父は仕事で海外に戻らなければならず、僕と弟は二人で東京で生活、僕は残りの高校生活と受験、弟も残りの中学生活と高校受験があり、バブル崩壊後の父の細々と縮小していった生活費をもとに残りの高校（中学）生活を送りました。

　その後、僕は大学受験を迎えつつも、もともと医学部に入るほどの学力には及ばなかったため、努力の甲斐なく浪人することになりました。もちろんこの時点で、高卒で仕事をするか、またはそもそも他の学部を受けることも考えていませんでした。僕は浪人して医師になる決意を、母の死を受けてさらに固めたのでした。

　そこから3年かかりました。生活はともかく、なかなか数学の力が上がらなかったのです。他の科目はそれなりに着実に伸びを見せたのですが、数学のみ偏差値40のまま。あるときは数学の偏差値が物理の1/3など、とにかく数学に苦しめられたのです（好きだったのですが）。同時に生活費を稼がなければならなかったので、あらゆる仕事をしました。水族館、ガソリンスタンド、スタイリストのアシスタント、土方、などなど…枚挙にいとまがありません。そのなかで受験もトライしたのですが、なかなか思うように受験は成功しませんでした。そのなかで、父がくれた、**「決して掲げた旗を降ろすな」**というメッセージが心に残り、僕を支えてくれました。じつは2浪目で精神的に限界がきていて、2浪がうまくいかなかったときに高卒で働こうと思いました。でも海外で働く父親から電話がきて **「おまえがどうしても医師になりたいと頑張ってきたことをとても誇りに思っている。だから、いろんなことに気を遣ってやめるんだったら、俺はまだやってほしい。自分が掲げた夢の旗は絶対に降ろすな」** と。

　今でもくじけそうなときにこの言葉が僕をいつも支えてくれます。その

はじめに

ようななか、どうにか医学部への切符をつかむことができました。（結局、センター試験以外は数学の力を問われない国立の後期試験でした。まあ結果オーライと考えるようにしています）。

医学生の自分

僕は亡くなった母方の祖母が愛媛に住んでいたので、愛媛大学をうけて合格したのは親孝行もでき、幸運でした。ちょうど、後期試験が英語と面接だけだったので、その年のセンター試験の成績がよかったこともあって合格することができました。それで愛媛大学に入ってみると、学生の多くは地元の学生で、自分のように他の地方から来るのは少数派でした。いつか自分は地元の東京に戻ろう、そう考えてもいましたが、まずはせっかく来た愛媛の生活になじんでみようと思いました。愛媛県といわれて何を思い出しますか？多くの方はミカン、他は…？という感じかもしれません。医学部の学生さん同士だって、よく四国のどこかわからない、とか、愛知と勘違いされることもあります。これといって強みがないように見えるかもしれない愛媛ですが、少なくとも瀬戸内海と豊後水道に挟まれて、魚もおいしい、きれいな海辺、中規模でそこそこ住みやすい松山市、古くからの伝統ある道後温泉…などそれなりによいところもある、と思います。

愛媛大学医学部に入ると、1年目は松山市内の本学、2年目以降はそこから20キロほど離れた、重信というところにある医学部キャンパスで勉強することになります。1年目は市内ですから、多少"文化的"な香りもしました。隣にある松山大学は国立の愛媛大学と違いおしゃれで食堂のご飯もよりおいしく、学生さんもなんとなくカジュアルな感じがして憧れがあったからか、昼休みはよく松山大学で"松大生"を気取ってキャンパスでのんびりしたりしていました。

サークルは、たまたま入学後に歩いていたなかで勧誘された"ハイキング部"に入部しました。ハイキングというからのんびりハイキングかなと思っていたら、いやー、だまされ（？）ました（笑）。全然のんびりではあ

りません。ガチで登山なのです。自分の体ぐらいあるザックとよばれるバックパックを背負ってさまざまな山を登るのです。登山は、見たこともないようなさまざまな道具を使います。火を起こすコンロのような道具（「ブス」とよんでいました。なんて失礼な名前かなと思っていました。商品名なのかもしれませんが…。）、ペグとよぶテントを止める道具、そのようなものを運びながら、みんなで協力し合って山を登るのです。最初は聞いていない、水が重い…などと思いながら登山などに参加していましたが、山を登り切ってテントのなかで食べるキムチ鍋がおいしい！そして鍋や食器を片付けるときにふと上を見上げたときの星空がめちゃキレイ！など、これらの感動は望まなければ得られませんでしたが、登山部的なものと入部前に聞いていたらきっとこの経験はなかったと思います。1年前はまさか自分が愛媛の山で星空を眺めているとは思いもしませんでしたが、人生はわからないものだな、これから先どんなことが待っているんだろう、と思いながらよく下山したことを覚えています。

　さて、2年目になりいよいよ医学部の授業が始まりました。
　じつは決して授業に熱心な学生ではありませんでした。ただ、個人的に好きだったケーススタディ（症例検討）の問題集を読んだり（自分のときにあったのは、例えば日本語なら「聖路加ジャンプアップ30症例」）、「Pretest」という米国医師国家試験用の問題集（解剖・生理など）を解いたり、あとは愛媛大解剖学実習のティーチングアシスタント制度を利用して、解剖を後輩に教えたりしていました。（そのときの知識は今でも役に立っています。）医学部3年生のころから、同級生たちと休み時間に症例集などを使って勉強会もしていました。今どきの、熱心な学生たちが団体が自分の医学部に外部講師をよぶなどというのは想像もつかなかった時代です。
　医学部6年生のときに、日本医学教育振興財団の援助を受けてイギリスに短期留学するチャンスを得ました。イギリス中部のレスタという街にあるレスタ大学医学部に留学しました。そこで、当時（ガーディアン紙によ

はじめに

ると）イギリス No1 といわれるレスタ大の卒前医学教育に触れることになります。医学部2年生は1年がかりで身体所見を学び、臨床実習に上がるころには患者さんの爪を見ただけで患者さんの症状の原因（鑑別診断）をいくつも挙げ、それならこのような診察を加えて絞り込む、そのような思考過程や技術の訓練を受けていたことが衝撃でした。心電図を1枚見れば、その電気学的生理と照らしあわせながら病態を説明する、そのようなことが医学部の最終学年でもない彼らにできていることが、医学部最終学年の自分には衝撃でした。

　その経験に突き動かされて、ある決意をしました。母校の医学部に戻って、医学部の学生自治会の委員長に立候補して、学生による医学教育改革案という、カリキュラムの改革案を皆で作成して教授会に提出したのです。最初は難しい反応でしたが、各教授にご挨拶に行き、学生の視点から、今学生が必要としていること、学生が抱える現場に出るまでの不安とそれに根差した教育カリキュラムのプランを訴えてまわりました。するとなかには、よく書けているじゃないか、この案のこことここはできるかもしれないからとり入れてみてもよい、などと寛大な感想をいただくこともありました。またそのとき、自分をずっとかわいがってくださった病理学の先生がこの案を教員のメーリングリストに流してくださったのですが、そちらからもよい反応をいただいたと伺いました。学生が医学教育のカリキュラム作成に参加できるかもしれないと思い、胸が高鳴りました。これが、自分が医学教育に興味をもった最初の出来事でした。

その後、医師になってから

　医師になってもいろいろありました。6年間の医学生生活を終えて、初期研修マッチングがアンマッチ（これはショックでした！）になり、ご縁あって東京にある江東区の江東病院という中規模の大学関連の市中病院で研修を始めました。20年くらい脳外科医になるつもりだったことは前に書きましたが、しかし入ってからその病院に脳外科がなかった！ことが分かったのです。脳外科がない病院自体は何も特別なことはなく、そんな病院は総

合病院でも結構あるものです。まあ、それくらいネットで調べてから入職すべきだったのでは？という至極当然なツッコミもあると思うのですが、当時はそれすらも余裕がなかったのか、とにかく医師になれるならばどこでもよかったということしか考えていなかったのかもしれません。

初期研修の環境は、自分が期待していたような手取り足取りの環境ではありませんでした。当時の江東病院には教育目的のカンファレンスはなく、教育回診なども特にありませんでした。それもそのはず、その病院は初期研修制度が始まってからまだ2年目で、研修制度はこれからつくるというような状況だったのです。ただ、自分にとっては医師になれたことがうれしくて、そのような十二分ではない（？）研修環境だってどうということがありませんでした。いつまでも学生気分ではいられないし、免許をもった以上環境どうこう言う暇があったら医師としてサバイブする技術を身につけなければ、勝負は始まっている、と考えました。そんな考えで、自分なりのカリキュラムと"自分教育システム"をつくりました。そうして初期研修を進めていきました。初期研修最後にはそれまでのまとめとして、後輩向けのマニュアルもつくったりしました（下記画像）。

初期研修で研修を続けるなか、たまたま出た公開の勉強会でその後自分の師匠となる感染症の医師（青木眞先生）と出会い、そのときの鮮烈な教

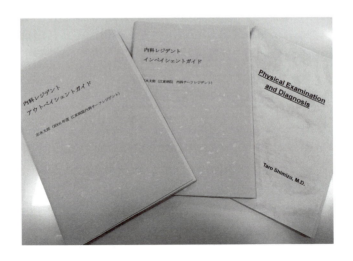

はじめに

育の現場、臨床力、そしてエキサイティングな思考のやりとりを見て、内科医になることを決めました。そのつながりから多くの総合診療医らと出会い、これら総合診療医たちとの交流から自分も総合診療医になることを決めました。マッチングがうまくいかず、しかしそのなかでできる限りのことをやりながらアンテナを張っていたことが、このように思いもよらない出会いを生み、それが自分のキャリアの方向を決めることになった、そんな経験はその後もたくさんありました。ここから後については、まだまださまざまなことがありましたが、大体このようにさまざまな出会いが今の自分をつくってきたような気がします。

5人の恩師

僕には今までのキャリアで核となる、5人の恩師がいます。そのなかで1人、師匠というべき方がいます。それが先ほどの感染症医、日本のHIV診療の草分けでもあり、臨床感染症教育の礎をつくられた**青木眞**先生でした。そして、**徳田安春**先生（総合診療科）、**ローレンス・ティアニー**先生（総合診療科）、**藤本卓司**先生（総合診療科）、**神津忠彦**先生（医学教育）これら5名の先生方が僕の恩師たちです。臨床以外では、青木先生からは「諦めない心」、徳田先生からは「仲間をファミリーのように大切にすること」、ティアニー先生からは「どんな患者さんも学びにみちていること」、藤本先生からは「臨床医はベッドサイドで戦う力がすべて」、神津先生からは「世界をいつも意識すること」をそれぞれ学びました。

また、上記の医師達が診断についての数多くの議論を交わす環境にいたので、総合診療という科がもつ強みの1つ、診断の部分にとても興味をもちました。そのなかでも特に僕は「医師がどのように診断の力を伸ばすか」についての関心が強かったので、これまでの現場や大学院での学びなど多面的な思考を結び付け、「診断戦略」（医学書院、2014）という本を書きました。今日からすぐに役立つ実戦向けの本で、現場で最大に威力を発揮する本です。

このようなアウトプットを軸に、臨床と教育をしつつ、自分は診断の分

野から世界をリードする存在として後輩に道を示す存在になれればと考えるようになりました。後輩と話すときによく出る話題ですが、自分がやりたいと思うことを続けることは大事です。それは小さいことでも大きなことでもよいと思います。夢を掲げて進んでいく過程では、必ず障壁や逆風がでてくるものです。一生懸命にやればやるほど壁は出てくるものです。壁に直面してそれが越えられないとき、とてもつらい毎日となるかもしれません。特に嵐のなかの小舟のように、自分ではどうしようもならないような状況に陥ることもあります。しかしそんなときに大事なことは、遠くまで見ないことです。先のことまで考えすぎるとしんどくなることもあります。まず、目の前のその日一日を、全力を尽くしてやりきることです。しかし、明日自分のキャリアが終わっても悔いがないようにその日その日に集中してまずやり抜いてみれば、あるときパッと視界が開けた時思わぬ素晴らしい光景や出会いが広がることもあります。応援していますよ。

いま、 この本を読んでほしい理由

　世のなかでは、みんなが同じように同じことを効率よく行う"標準化"の重要性がさらに加速しています。これは、21世紀に入り力を増してきた人口大国や進化の著しいアジア諸国、また従来からの先進国においても、そして日本もその標準化の文化は必要と思います。臨床の現場ではこの標準化はとても大切です。標準化されたものを離れて、根拠もなく"俺流"の突飛な検査や治療を行うというものは、目の前の患者さんに対して行うべきことではなく、むしろ標準的なやるべきことを確実に行うのが臨床医の仕事です。

　一方、標準的なことだけやればよいというほど医療の仕事も単純ではありません。実際の医療現場では、答えのないグレーな領域が多いものです。そのようなグレー領域で、マークシートのように答えはこれとこれ、というようにクリアカットな答えがないことはよくあります。そのため、医師には標準的な知識や技術が求められる一方、複雑に絡み合うさまざまな現場の情報を、優先順位と取捨選択しながら、答えがないところを自分で考

はじめに

えて行動する勇気と決断力も求められます。さらに、医師の場合、相手が人間です。科学（サイエンス）だけでは片づけられない人と人とのコミュニケーション、人間へのリスペクト、さまざまな文化への配慮といったものを包括する、医学のアートの部分をほどよくもち合わせるというバランス感覚も非常に重要です。

…というような要素が現場の医師には求められますが、それを大学生の多感な時期に6年間勉強だらけのなかでギュッと詰め込むのは、なかなか難しいのではないかと思います。折しも日本の医学教育は国際的な医学教育の変化のなか、今過渡期で、毎年のようにカリキュラムが変更されています。そのようななかで勉強する医学生は、場合により振り回されることもあるかもしれません。でも、結局「よい医師」になるために必要なことはいつも同じで、それをめざしていくために自分がそれに近づいていけると感じてもらえるような医学教育を実現していきたいと考えています。そんななか、この本が皆さんの学生生活をステップアップさせるヒントになればと思ってこの本を書きました。

別の言い方をすれば、今の医学生に必要だと感じる教育内容のなかで、今の医学部では学べないかもしれない、でも大事なことを "ウラのカリキュラム" 的に書いたのがこの本なのです。

---

1. 基礎：医学知識
2. 思考力：臨床推論（診断思考とマネジメント思考）
3. スキル：臨床スキル（病歴、フィジカル、プレゼンテーション）、
　　　　　教育スキル、アウトプットする力

本書は実際に全国から公募した医学生の皆さんと長時間、医学部教育について話し合った座談会の内容がもとになっています。吹き出しに出てくるコメントは、実際の学生さんの生の声です。そのため、多くの学生さん

が日々思っていることの代弁（の少なくとも一部）になっていると思います。そこに、自分が日々学生さんと接して感じることを併せてQ＆A形式でまとめました。先にも書きましたが、著者の僕が、いま自分の弟や妹、または過去の自分が医学部1年生にいたとしたら伝えたいことをこの本に書いたつもりです。それが皆さんへの医学部でのガイドになればよい、という想いがこの本に詰まっています。

本書は臨床医であり、臨床系の大学教員である志水が書いている医学教育論ですので、基礎・臨床のバランスからいえばやや臨床寄りの部分もみられるかもしれません。ご容赦ください。

また、タイトルの「MMF」ですが、1つは表紙通り「Medical students Mentoring Forum」ですが、もう1つのメッセージは、この本を読めば「M（まなびたくて）M（まなびたくて）F（ふるえる）」というウラの意味も込めています。本書が、明日からの皆さんの学びのモチベーションにつながればとても嬉しいです。

2018年4月　志水太郎

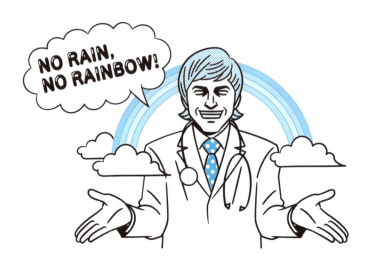

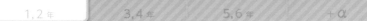

1

医学部を知る

医学部に入って まず知っておくこと

僕は病気に苦しむ人を助けたくて医学部をめざしました。でも実際に入学してみると、**1年の「教養」の講義は医学と直接関係なさそうなものも多く、「あれ？」という感じでした**。「基礎医学」の講義になっても、シグナル伝達が〜とか、タンパク質の構造が〜とか…。実際の病気と治療のことはなかなか教えてもらえず、もどかしく感じています。重要だというのはわかるのですが…。

僕の大学はEarly exposure（早期体験実習）といって、早いうちから「医療」に触れる時間がそれなりにありました。でも、それはそれで知識が無さすぎてピンとこなかったというか、何をしていいか解らなかったというか…。

なるほど、たしかに。気持ちはよくわかります。じつは僕も医学生のときに同じようなことを感じたことがあります。

"医学部"に入ったのに…？

多くの医学部では、全国共通の「医学教育モデル・コア・カリキュラム」をもとに

- 1年次前半：教養
- 1年次後半〜2年次：基礎医学（前倒しの傾向あり）
- 2年次後半〜4年次：臨床医学

| 1, 2 年 | 3, 4 年 | 5, 6 年 | +α |

4年次の終わり：CBT・OSCE（前倒しの傾向あり）
5～6年次：臨床実習（前倒しの傾向あり）
6年次：卒業試験・医師国家試験・PCC-OSCE

のようなカリキュラムが組まれています（2018年3月現在）。この
カリキュラムに沿って各大学の教育は行われていますが、上記の
カリキュラムだとどうしても最初の2年間くらいは"お医者さん"
としての臨床医学的な学びは少なく、そこでモチベーションが下
がってしまう人が多いのかもしれません。一方、Early exposure
として、いきなり現場の医療を経験するようなチャンスもあるに
はあるのですが、どこを見て何を学べばよいかという視点が明確に
なっていないと、新しい環境に戸惑いやすい学生さんならなおのこ
と、"戸惑い"だけで実習が終わってしまうこともあるようです。

　そんなときはできたら、すでに医師をやっている先輩や、モチ
ベーションを高くもっている身近な先輩やドクターに話を訊いて
みるのがよいかもしれません。そして近い未来、医師になる日ま
でに、現時点でどのようなことを考えてやったらよいのかという
大きな方針を聞いてみるとよいと思います[※1]。

入学後の「燃え尽き」を防ぐには

　それから、熾烈な入試を勝ち抜いて医学部に入っても、モチベー
ションがポッキリ折れてしまう人が意外と多いことが知られてい
ます。頑張りすぎて途中で失速して燃え尽きてしまう人にならな
いように、少しアドバイスさせてください。燃え尽きてしまう人
ほど、何事にもまじめで一生懸命に、自分の「頑張らなきゃ」の
ルールに誠実だと思います。そしてそんな人ほど、自分が頑張っ
ていて、身体的・精神的な疲労にマヒしていることも多いようで
す。医学生も、医師人生も、そして個人の人生も長いマラソンで
す。頑張りすぎないように、自分をほめることや自分にご褒美を

※1　誰も相談する相手がいなければ、もちろん筆者の僕でもOKですよ
　　（Facebook、まはた shimizutaro7@gmail.com までご連絡ください）

1 医学部を知る

与えることを少し多めにして、時には思い切って休みをとったりして、ほどほどで頑張るくらいの方が結果的にはよいかなと思います。その方が長続きするものです。頑張りすぎることも時々は大事ですが、いつも強迫観念みたいに頑張ることを自分に強要しているとどこかで疲れてしまいます。

　例えば、特急で目的地まで行くと早いのはよいですが、各駅停車でのんびり走るほうが、周りの景色もゆっくり楽しむことができて楽しいときもあるじゃないですか。バランスよく行けるよう、家族や友人などの「頑張りすぎ」の声に耳を傾ければ、アクセルを踏みすぎている自分に気づくことができるかもしれません。

医学部のカリキュラム、じつはまだまだ進化中

大学ごとに設備が違うのはわかります。先生ごとに得意とする分野が異なるのもわかります。でも**他大学の学生と話したら、基本の部分でも教わっている内容がずいぶん違ったんです。**これって普通ですか？

なるほど。コアカリキュラムは存在していますが、詳細について、具体的にどう教えるかまでは触れられていないために大学間のカリキュラムの内容に微妙にずれがあるのかもしれませんね。

日本の医学教育は今も進化しているところです。教わっている内容についての意見を、大学側に伝えてもいいかもしれません。

これを読んでいる皆さんはすでに、どちらかの医学部に入学された後だと思います。医学部に入ることもたいへんなので、一度入った医学部で頑張って卒業して医師になることを全うしてほしいなと思います。

日本において、医学教育がどのような形で行われることがベストか、ということは定まるのにまだまだ時間のかかることではあります。つまり今も進化を続けているともいえます。でも、みんなにとって大事なことは、日々自分が医師に向かって成長していると思う実感やモチベーションが保てているかどうかということ

だと思います。もしそれがうまくいっていないなら、そしてそれが自分だけでないなら、どこかでそれを大学側に伝えてもよいかもしれません。そうすれば、自分たちだけでなく後輩にもよい影響があると思います。また、中には学校はつまらないけど卒試（卒業試験）を通ってとりあえず卒業できればいいや、と思う人もいるかもしれません（笑）が、もし何か行動を起こして、せっかく学ぶカリキュラムがよりよいものになればみんなもっとハッピーに勉強できるかもしれません。

そして、意外に大学の先生方もいろいろ悩んでいるかもしれません。学生の声が貴重だったりもします。というわけで、みんなでよい医学教育にするためにアンケートなどがあれば一言書いてみるというのが、草の根的な活動ですが、よいことだと思いますよ。誰のためでもない、学生のためのカリキュラムですから。

Beyond 詰め込み式授業

大学の医学教育の先生がすごく熱心で、張り切ってカリキュラム改革を行っています。**早期臨床体験実習が充実して早くから発展的な医療を勉強できるようになったりして、**改革前のカリキュラムで勉強した**僕からすれば羨ましいことだらけなのですが、後輩たちはいまいちな反応**なんです。意義が伝わっていないのかもしれません。

後輩に「それって羨ましいことだよ」と伝えてみた？
でも、実感しにくいかもしれないかな。

そう言ったのですが「たいへんなだけです」と返されてしまいました。**たしかに、実習の時間をつくるために、いろいろな講義が前倒しで詰め込まれていますからね。**

私も似たような経験があります。
「症候学」という講義が新設されたのですが、年内で一番テストがたいへんと言われている時期に追加される形だったんです。すごくいいプリントで授業してくれたので、今となってはその知識にすごく助けられているのですが、当時はただたいへんでした。

カリキュラムが詰め込み過ぎで、**試験を乗り切るだけで精一杯**。本当に大事な勉強でも、ただの作業になってしまって身にならないんですよね。

なるほど、それは悩ましいですね。僕が学生のときもそうでした。

多く科目があってそれぞれにチェックポイントが必要なのかもしれませんが、医学知識が年々膨大になってきている現在、今も昔も詰め込み式の6年間というのはちょっと無理があるのかもしれないとも思います。みんなうすうす気づいているとは思いますが…。

そこで、**何を知っているかよりもどう考えるか、どう情報を探すか**を訊く試験にした方がよりよいかもしれないと僕は個人的に思っています。

また、**症候学**は、症状の知識を増やすのではなく、まさに**その考え方を訊く実用的な学問**ということもあって、カリキュラムのメインにきてもよいのかなとも思います。

 ほかにどんな講義があるといいと思いますか？

知識はもちろん重要ですが、**自分が知らない知識が必要になったとき、それをどのように調べるか**などについても勉強する機会があるとよいなと思います。

とはいえ、知識の各論を教える授業が今でも一般的だと思いますし、すぐにカリキュラムを変えるわけにはいかないと思うので、それはそれでしっかり勉強したらよいと思います。無駄な勉強はないはずです。

　自主的になってしまいますが、考える、または検索力をつけるような勉強は症候から考えるケーススタディの勉強や、何か臨床的な問題にぶつかったときどうやって医学情報を探すかを学ぶ勉強をするとよいと思います。同級生同士で難しければ、日ごろよく面倒を見てくれそうな先輩の学生やドクターに教えてもらうというのが、じつは近道かもしれませんね。

遠隔教育の可能性

　雪国の学生さんに「学生も先生もたいへんな思いをして大学に集まる意味がどこまであるのか。映像授業などで自由に時間が使えるようになれば、平日昼間しか受付をしてくれない病院見学などの可能性が広がるんじゃないか」という意見の方がいました。

　たしかにそれもそうだな、と思います。
　実際、医学部の先生が「忙しい忙しい」と言いながら毎回プリントの新しい医学情報をリニューアルして印刷し、そのうえで時間をとって講義室で話すという伝統的なスタイルは本当に必要か、という意見もあります。知識の共有ということであれば、海外の遠隔教育のようにオンライン化できるものはオンライン化すると、教員の人的コストは削減され、学生の自由度ももっと高まるのかもしれません。
　その他、オンラインで付加的に学ぶことができるものもあるかもしれません。例えば組織学実習や病理学実習、細菌学実習などでの顕微鏡の使い方は大事で、細かいポイントなどはやはり実習の果たす役割は大きい一方、組織の写真やグラム染色像の判別を学んだりすることは、最近ではスマートフォンのアプリなどでも課外の時間で学ぶことができる可能性があると思います。肉眼解剖や、身体診察、病棟回診などどうしても現場でリアルタイムで伝えなければならないような内容は、オンラインの果たす役割は小さく、依然、遠隔というよりは実際対面しながらの教育が適切と思います。

Early exposureを最大限生かす方法

Early exposure[※2]の機会として老人ホームなどにうかがうプログラムがありましたが、何をすればいいか解らないという人が多かったです。**時間のある低学年のうちにさまざまな現場を経験するのは意義深いとは思うんですけど、どうしても受け身になってしまって。**

たしかに、何かの指標がなければ何を学んだらいいかわからないですもんね。誰かが横でつきっきりでコーチしてくれるなら別ですが、そんなことは望めませんし。**事前に「こういうポイントを見てね」という方向付けをしてもらえればよかったかもしれません。**

体験学習でのポイント

　体験学習は、それまでの高校の授業とは違い、「こうするべき」というガイドラインというか、模範回答はないと思います。より自由である一方、「自分で考えて、感じながら学んでいく」というのがあえていえば学びの方針かもしれません。自主性が試される授業、ということになります。

　例をいうと、例えば老人ホームであれば「この方が今までどのような人生を送ってきて、今どうしてこの場にいらっしゃるんだろう、身の回りの状況を物語のように再現できるようにお話を訊いてみよう」と課題を設定すれば、社会歴をはじめとした病歴を

※2　医学教育の早い時期に医学・医療の現場に接して学びの動機付けを試みる教育方法で、医師をめざす学生の人間性と学習モチベーションの涵養をめざしたもの。

訊く訓練にもなりますし、患者さんとの信頼関係をつくる訓練にもなります。「この方はこの病気をもっているそうだけど、まさに教科書に書いてある好発年齢のとおりだよね。症状は典型的かな？実際に見たときの特徴は何かな？」というように到達目標を設定すれば、より医学モデルというか、医学の各論や身体診察の洞察力を養う訓練にもなると思います。導き方を工夫すれば、どんな場所でも学びのチャンスになると思います。

僕の経験では、**医師の後を1日ついてまわる「shadowing」という実習**があったのが、とても参考になりました。病院の実情についてその医師の方がいろいろ教えてくださったので。

いいですね！
医学知識以外にも重要なことってたくさんありますよね。

僕も医学部1年生の頃に看護師をshadowingさせてもらう機会があったのですが、看護師は同時にいろいろな仕事を進めていることを実感できました。患者に一番近いのは医師ではなくて看護師だということもわかりましたし、医師の指示が1つでも遅れるとすべての仕事がずれこんで看護師に大きな迷惑がかかると、そのときに知ることができたのです。

僕も1年のときの看護実習で「こんな医師にはならないでね」と悪い例を教わったのがとても印象に残っています。

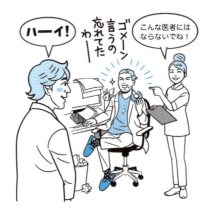

ハハハ！どなたかわかりませんが、そのドクターに代わってお詫びします。でもそう考えると、**他職種の働きに目を配るというのも学生時代のearly exposureならではのポイント**になりそうです。

僕も実習で他の医療職の方ともっと交流すればよかったなと思っています。

　Early exposureは必ずしも医学だけのことを学ばなくてもよいと思います。医師っぽいことを学びたい、勉強したいというはやる気持ちもよくわかりますが、臨床現場に出た最初の段階では、むしろそれ以外のことを学ぶ方がよほど重要だったりもします。

　例えば、医師や看護師だけでなく、さまざまな職種の人たちが外来や入院で患者さんをケアするのにそれぞれの役割でどのように協力しながら病院の機能をつくっていることがわかったりするだけでも、Early exposureで学ぶことは大きな意義があります。医師になると自分の仕事に集中してそれ以外のことが見えにくくなることも多いので、このように学生のときに広く視野をもって現場を観察することはきっと将来によい影響があると思います。

| 1, 2年 | 3, 4年 | 5, 6年 | +α |

大学の勉強だけでホントにOK？

進級のための勉強と、将来のための勉強にズレがあるように感じています。

大学の試験は1つでも落としたら留年なので勉強しますが、あまり将来に役に立つ実感がありません。逆に将来のためと思って自習していると、「君は試験に出ないことばかり知ってるね」なんて言われて…ジレンマを感じています。

「大学の勉強は国家試験のため、臨床のことは臨床に出てからやればいい」とまで言い切る先生もいるみたいです。

たしかに、試験勉強以外のことをしていると同級生からも「君、無駄なことやってるね」とまで言われますし、相談できる先生もいませんし…。

なるほど。その場合は大学の求めるゴールと学生の気持ちにずれがあるのかもしれませんね。

国試に受かれば医師にはなれるんですから、それ以外の勉強は必要ないんじゃないか……そんな考え方は間違っているのでしょうか。

国家試験と現場で仕事をするための準備の勉強が完全に同じだった場合はこのような議論は起こりにくいですが、今の意見への1つの答えとしては、**もし現場で必要なことを卒業前に学んでおけば、現場に出てから痛い目にあう可能性が低くなるというのが現実**でしょう。

国試に出るものは多くの場合、典型的な例が多く、一方**現場では非典型例がほとんど**です。また、現場で学ぶことでようやく得られる、患者さんを助けるために必要なことがたくさんあります。これは国試に出ないものも多いです。「国試だけ」と考えて"医師になる"という効率性だけを考えて学生時代を過ごすことは、患者さんの不利益を生むことなので望ましくありません。

たしかに、学生医師として1人の患者さんをしっかり受けもって、身体所見も全部とって、カルテも書いて、毎日指導医にフィードバックを貰うという授業が始まったところだけでも、**「医師になるには自分には能力がこんなに足りないのか」と実感できて**、学生みんなに向上心のようなものが生まれました。

　僕は、医学部で勉強していることが現場で全く役に立たない、とは思いません。ただ、先ほども述べた通り（28ページ）、追加の勉強が必要かなと思います。つまり、知識を詰め込んだだけではその知識をどのように使うかはわかりません。それをどのように使うかも学べば、ようやく知識に血が通った、生きた形で使うことができるようになると思うのです。

授業でそのような考え方を学ぶ機会がなければ、（先ほども書きましたが）暫定的に、自分たちで症候学の勉強をする、などという自主的な課外の勉強を行ってみるというのも1つです。僕の所属する獨協医科大学では、一部の学生が「おもしろい！」という理由で、国家試験の（テレビ講座や過去問の）臨床問題を題材に、症候学の勉強会を始めています。これは国家試験やCBTの問題を題材にして、一行目から順に「ここまでの情報で医師として何を考えて、どう話を訊いていくか、アクションをしていくか」という、"知識だけでなく考え方を学ぶ"勉強会です。頼まれて顧問のような形で僕もかかわっていますが、とてもうまく行っていますよ。

北風と太陽

「必修になっていない講義（診断学）があり、その履修者と未修者では明らかな学力差が生まれる。医療の質を保つ意味では、なぜ必修にしないのか」という疑問をもつ学生さんがいました。

「北風と太陽」の絵本の例えではないですが、教員が学生にどこまでパターナリズムを発揮するかですよね。「栄養があるんだから嫌いでも食べなさい」と無理やりニンジンを食べさせるよう説得するべきか。「おいしいし栄養もつくよ！よければ食べてみない？」と提案するのか。学生は「大人」ですから、すべて義務化するのがよいかという問いには、成人教育の観点から判断はわかれるかもしれません。

これと同じような議論に、大学の講義で出席をとるかとらないか、という議論もあります。これにはさまざまな賛否両論があると思いますが、大切なことは、とる、とらないということではなくて、結局その授業が学生にインパクトを与えて、学生みんなの学ぶモチベーションが上がるかどうか、という本質的な問いから目を背けないことだと思います。

1 医学部を知る

医学部に入ったことを後悔しそうになったら

❶ 言いづらいことですが、高校時代の成績がよく**「受かるから」という理由で医学部に入りました**。もちろん、医師の仕事は尊いものだと思っています。でも、**この先モチベーションを保っていけるか不安**です。私は医学部に入るべきではなかったのでしょうか？

なるほど…。

❷ それは贅沢な悩みですね（笑）ただ、モチベーションという点では、他学部に進んだ友人から「もう就活だ」と聞くと、あと何年も社会に出られない自分との差を感じて、「**僕は本当は何になりたかったんだろう？**」と頭をよぎることがあります。

医学部に入ったら必ず医師にならなければいけないのか

　おっ、難しい質問ですね。あとの項でも触れると思いますが、医学部に入ったからといってもダイレクトに将来、臨床医の仕事が義務付けられているわけではありません。また、臨床医と一口に言っても専門はさまざまなものがあり、また同じ専門医でも職場によっては働き方や取り組む問題はさまざまです。

　たしかに医学生は、ほかの4年制の大学卒業者と違って医学系・医療系に絞られた学位ですので、その意味では"つぶし"が効か

| 1,2 年 | 3,4 年 | 5,6 年 | +α |

ないのかもしれませんが、医学縛りということさえOKであれば、焦らずに長い人生、または長い6年間プラスその後の初期研修の間に、自分が本当に何をやりたいかを見つけていくのもよいのではないかなと思います。

　もちろん、医学部で学んでいくうえで「やっぱり（医師の仕事は）自分には違うと思う」とまで思うようになって、それを確信する人もいるかもしれません。そこは一人ひとりの人生ですから止められません。ただ、たくさんの後輩・医学生たちと出会ってきた先輩医師としての観点からは、何かのきっかけ（人、本や何かの出来事などの出会い）を通して、今まで医学部にいたこと自体ぼんやりしていたものがパチッと目が覚めたように目的が決まってモチベーションがアップすることもよくあると感じます。

まずは目の前のことに取り組んでみる

　そもそも、18〜20歳そこそこの若い年齢で将来を決めるということもどこか酷な気もします。そして、その時点で強い将来のビジョンをもっている方もそう多くはないと思います。ですから、本当に医学部に入ってよかったんだろうか、という疑問をもつのも無理はないと思います。でもせっかく頑張って入ったのであれば、それも何かの縁かもしれません。医学部で学年を重ねることによほどの違和感がないのであれば、目の前のことをまず一生懸命に取り組んでみるのは悪くないのではないかなと思います。そして、目標がしっかり見えてくると理想の自分ができるので、あとは現実の自分をどうやってそこに近づけていくかということだけが見えるようになるし、そこに集中すればよいだけと気づくようになります。そこまでくればその人のキャリア上の軸はかなり明確になります。僕自身はそこに来るまでに医師になった後2年ほどかかりました。

卒後キャリアのパターン

 とりあえず、医学部の卒後キャリアのモデルパターンをいくつか示すことができればいいな、と思って書いてみます。あえてパターンを分けるとこんな感じになるかもしれません。

① **臨床メインの医師**：臨床医としての仕事をメイン（またはすべて）として生きる医師です。いわゆる「お医者さん」のイメージかもしれません。実際にこのパターンの医師が最も多いと思います。さらに、病院で働く、クリニック・在宅で働く、など場所の違いもあると思います。どちらも大切な役割です。

② **研究メインの医師**：臨床も行うことができますが、研究（基礎医学・臨床医学）を主にして生きる医師です。研究といってもさまざまなものがあります。試験管を振るような"Wet"な研究もありますし、疫学や統計学的手法を用いた"Dry"な研究もあります。

③ **教育メインの医師**：このタイプの医師は日本には（働き場所自体が少ないために）少ないのではないかと思いますが、臨床や研究も行いつつ、または行わず、教職について学生らの教育を業務の中心に置くタイプの医師です。

④ **行政メインの医師**：官庁や公的機関に勤務するなど、医政関係の仕事をする医師です。

⑤ **その他の医師**：例えば、医療コンサルタント、弁護士、作家や芸能界など、医師としてのバックグラウンドを他の仕事に活かすタイプの医師です。

| 1,2年 | 3,4年 | 5,6年 | +α |

もし留年してしまったら…

じつは、**留年してしまったらどうしよう**、ということも不安なんです。

僕の後輩にも留年してしまった人がいて…。何と声をかけてあげたらいいか、わかりませんでした。

そうですね。「留年」は表面的には望ましくないですが、いざなってしまったら気落ちを切り替えて、勉強をしっかりできる期間が1年できた、と捉えて一生懸命やるしかないのかなと思います。

　浪人も留年も、形は違うと思いますが自分のキャリアに「待った」がかかった状態だと思います。その1年をどう次の1年に活かすか、前向きに考えて準備して進めば、次の1年がより豊かになると思います。そう考えると、その1年は決して無駄な期間ではないと思いますよ。

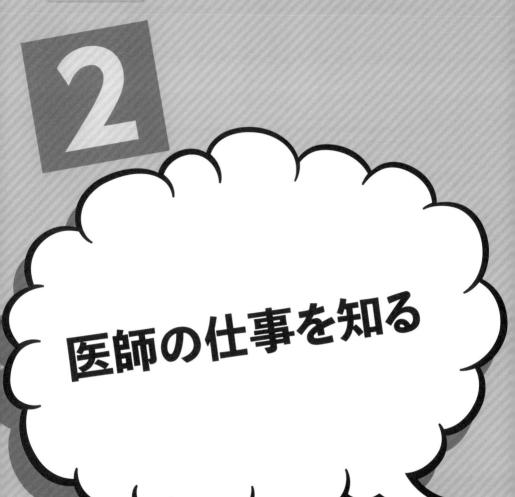

「患者さんを診る」だけじゃない

折角なら**「名医」**とよばれる医師をめざしたいと思っています。やっぱりドラマで見るような、**神業的な技術をもっていたり、天才的な能力や豊富な知識でズバッと診断したり**、そういう能力が求められるのでしょうか？

志が高くていいですね！ただ、「優れた医師」の種類もいろいろあると、僕も医師になってわかってきました。

患者さんを直接診る以外にも医師が活躍する場は広そうですけど…。大学に入ってはじめて、医師の仕事には**「研究」**もあることを知りましたし。

そうですね！いろいろな形があると思います。

　40ページに卒後キャリアのパターンをまとめてみましたが、ここでは僕の話も交えながら、より突っ込んだ話をしてみたいと思います。

「患者さんを診る」だけじゃない僕のお仕事

　僕は医師としての専門は総合診療です。要は"多角的・全般的に患者さんを診る"というタイプの医師です。それなら、いちいち総合なんて名前はいらないんじゃ？とも思いますが、臓器別の専門の先生らとの働き方の違いをわかりやすくするために総合診

療という名前がついている、と思っています。

　医師を専門で分けると、呼吸器、消化器、脳神経、外科、耳鼻科…など臓器の種類で分けることが一般的で、それぞれの臓器を専門にするドクターたちがその臓器の問題を抱える方を中心に担当します。僕達総合診療の医師は切り口を変えて、1つの臓器というよりは各臓器またはシステムが関連した複合的な病態や、患者さんの多面的な医学的・精神的・社会的問題に対して対応するチームとしての専門性をもちながら活動しています。他の項でも書きましたが、臓器別の診療科が「縦割り」だとすると、総合は「横串」的な仕事ということになります。

　今の僕は、キャリア3つ目になる総合診療科のチーム立ち上げを行い、それを運営しているという日々を送っています。2017年から、総合診療科が新しく19番目の基本領域として指定されたことで、国内の大学をはじめ多くの医療施設が総合診療科を必要とするようになったというのが日本の大きな流れですが、一方高齢化社会が進んだことで、複合的な病態を診察しなければならない医師がより多く必要になったという背景や、総合診療科のような幅広いカバー領域を担当する医師をたくさん育てなければならなくなったという背景もあります。

　そのような経緯から、自分も単に「1プレイヤー」としての臨床医であるとともに、新しく組織を立ち上げて、そのなかの教育システムをデザインし、それを運営し、試行錯誤しつつ軌道修正して、さらに維持していくという組織のリーダー・マネージャの仕事が多くなってきています。同時に教育も行っています。そこまでがルーティンで行わなければならないことで、そこに時間を見つけては論文を書いたり、本や雑誌の原稿を書いたり、学会の準備をしたりしています。純粋に臨床だけをやれたらそれはそれで楽しいのかもしれませんが、学年が上がってくると必ずしもそうはいかないかもしれません。社会のなかにおける自分の役割と考

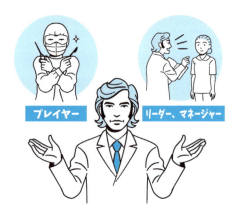

えてやっています。といいながら、"食わず嫌い"せずにどれもはじめてみると、じつは結構楽しかったりするものです。

医師と研究

　学生さんからは、「研究」の話もありました。研究と一口にいってもたくさんの種類があります。試験管を振ったりするような、みんなが「研究」と聞いてぱっと思いつくようなものもありますし、さまざまな疫学データを集めて解析するような研究もあります。別の分け方をすれば、基礎医学の研究もあれば、より臨床に近い、臨床現場でそのまま応用することを考えた臨床（的な）研究もあります。臨床医になっても、大学院や研究室を兼務しながら基礎研究または臨床研究を行う人もいると思いますし、臨床を離れて研究だけをする人もいます。研究はやらなければならない、というわけではありませんし、臨床業務だけを行う臨床医もたくさんいます。でも、研究に足を踏み入れると、いつもの臨床的な視点とは別の角度からのものの見方が生まれるので、日常の臨床に奥行きが出る、という感じがします。すると、臨床医としても臨床だけをやっているよりもさらに違ったベクトルで成長できると思います。

| 1,2 年 | 3,4 年 | 5,6 年 | +α |

医師と教育

　医師のもう一つの大きな仕事として「教育」があり、こちらはおそらく臨床から切り離せない部分です。

　医師になるための訓練は本を読んでその通りに実践してみるだけでは難しいと思います。患者さんとのやりとりや診察のしかたについて生身の医師同士のやり取りのなかでフィードバックをうけ、成長していくという過程がどうしても必要だと思います。それぞれの医師が成長し、より若い学年の医師に、自分たちが受けてきたように教育をつないでいくという教育の連鎖を続けるために、医師は数年キャリアが経ったあたりからさまざまな形で同僚や後輩の教育についても力を割いていく必要が出てくると思います。仮に医師が一人だけの現場であっても、今度はその意思をとり巻く医療スタッフたちへの教育にかかわることがあり、医師である以上、どのような形であれ教育にかかわる場面は多い、といえそうです。

その他の仕事

　その他の仕事としては、「行政」があります。僕自身は行政の仕事をしたことがありませんが、僕の知り合いでは何人もの心ある先輩・後輩達が臨床医を離れ、医政に立ち上がっています。行政で仕事をすることは、一対一の、目の前の患者さんのことを考える臨床の仕事とは規模が違い、一対多数の、より多くの集団の健康問題に対応します。

　その他にも、医師となった後にできる仕事はいくつもあると思いますが、必ずしも臨床医だけでなく、臨床医＋α、または医師としてできる臨床医以外の仕事もあるということは知っておいて損はないはずです。

教育と臨床のバランス

大学の先生を見ていると、患者さんを診ながら自分たちのような学生の世話もして、本当にたいへんそうです。**本当は患者さんを診る方に全力を注ぎたいと思ってらっしゃるのではないでしょうか？**

それは臨床医にとって、究極の質問かもしれません。臨床100％の希望は潜在的にどの医師にもあると思いますが、**教育というものもほぼ必然的に医師の仕事でついてきます。** でも臨床は犠牲にできない…というジレンマを学年が上がった医師は抱えるようになるんじゃないかなと思います。

だから、僕は指導医になってくるにつれ、臨床と教育の両立を考えるようになり、**臨床をしながら教育をする**、つまり**ベッドサイドを中心にした教育**に重点を置くようになったのです。

教育のもつ意義

臨床と切っても切れないのが教育です。医師が現役でいられるのはせいぜい数十年。仮に自分が技術を高めたとしても、一人の医師が医療に還元できる社会的効果というものは限られています。

けれど、自分がキャリアを通じて学んできた技術や知恵を次の世代の医師たちに伝えれば、自分到達した技術をより広く、そして多くの患者さんに届けることができますし、さらにその世代は自分が乗り越えてきたところからスタートするために、自分ができなかったことさえ達成できるかもしれません。そのような観点からも教育のもつ意義は大きいと思います。

　教育には時間がかかり、またすぐに結果が出るとは限りません。それだけに忍耐も必要ですが、後輩たちが伸びていくことはやはり純粋に嬉しいですし、また後輩たちを教えるために内容を工夫することが、自分自身の知識や考え方を洗練させることにもつながります。教育に身を置くことは一見回り道をして時間がかかるようですが、その何倍も大きな見返りがあると思います。

"後輩"ができた瞬間から教育ははじまる

　教育に携わるのはいつから、という決まりも資格もありません。例えば僕は医学部3年生のときに、医学部2年生の解剖の授業に参加して2年生たちを教えていました。もちろん、何でも知っているわけではありません。でも、下級生よりも少しだけ知っているのです。その「少しだけ」でもよいのです。下級生は、少し上級の人だからこそわかる近い視点で、どうやったら少し上に近づけるかがリアルにわかることができるようです。そして、下級生が上級生に求めることは自分を凌駕する知識ではなく、困ったときにちょっと上の視点から一緒に考えてくれる、頼れそうな存在というようなことです（これは米国の研修医たちへの調査でも示されていることです）。次のページの図1のように、多くの教育病院では学年の違う医師が層のようにチームをつくり（「屋根瓦式」といいます）、その結果近い学年で教え合う環境が自然に出来上がっています。

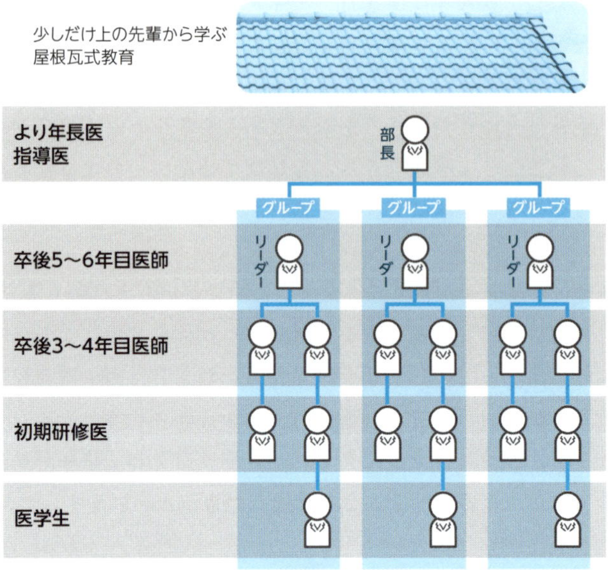

2 医師の仕事を知る

少しだけ上の先輩から学ぶ
屋根瓦式教育

図1　屋根瓦式教育
http://www.rakuwa.or.jp/me/ を参考に作成

　僕も、学生時代からずっとさまざまな勉強会を開いてきたなかで、近い学年同士で教え合うことがいい効果を出していることを実感することが多かったです。

　ここ10年くらいTdP（Teaching delivery Project）という個人プロジェクトで全国の医学部に教えに行っていますが（来てほしい！という方はお気軽に僕までメールください！）、いつも参加の学生は1～6年生まで幅広いです。そこで参加学生を学年縦断式のチームに分けることで、各チーム内に「教え合う」ことが自発的に起こることが多いことをよく経験します。これも「屋根瓦式」のようなものですね。

| 1,2年 | 3,4年 | 5,6年 | +α |

「研究」も大切で、おもしろい！

研究室配属があって、医学研究の魅力を知りました。今は治らない病気の治療法を考えたり、すごいですよね。ひょっとして、医師はみんな見えないところで研究をしているのでしょうか？

人によりちがうと思います。ただ、研究をしている医師も一定数います。日々患者さんを診ることは医師の仕事の主な部分ですが、アウトプットを出していくことも大事です。

自分自身が医師として生きた証は、患者さんや同僚の心に残ればそれでよいかもしれません。それが臨床医として最も素晴らしい仕事だと僕は思います。
一方、医師として臨床の現場を通して、または医学者として人間の生死や病気に触れる観点から、**自らの経験と英知から創りあげ生み出したものを世界に発信し残していくことも重要な仕事**です。

これは教育の観点からも、後輩たちに影響を与えるという意味で非常に重要だといえます。

そもそも**「研究」**って何ですか？

そうですね。日本学術会議のホームページでは、「研究者」は"人文・社会科学から自然科学までを包含するすべての学術分野において、新たな知識を生み出す活動、あるいは科学的な知識の利用および活用に従事する者"とされています[※3]。

言葉で言うのは簡単そうですが、やはり誰もやったことのないことをやること、例えばある現象を観察するなかから原則や法則の仮説を立てたり、さらにその仮説を実際に科学的手法を用いて検証したりするなかで、それらを論文や学会発表、または書籍など形にして世界に発信する、またはそれに準じたアウトプットを出していくということが研究をすることではないかと思います。

そしてそれを仕事の重要な柱の1つ、またはそれをメインに据えて社会活動としている人のことを研究者とよぶのだと思います。

研究者になりたいと思ったら、どうすればいいんですか？

まずは、**自分が興味がありそうな研究室の先生に話を聞きに行ってみる**のがいいと思います。そこで研究者としての心構えや楽しみ、学生のうちにできることなどを訊いてみるのが一番早いと思いますよ。

⌄

　研究をすることは臨床医にとって必須ではないですが、これをやるとやらないでは大違いだと僕は思います。僕は臨床医ですので臨床医側からの視点しかわかりませんが、臨床医が臨床研究を

※3　http://www.scj.go.jp/ja/scj/kihan/index.html　より

やると、普段の臨床現場で出会ういろいろなことに対する観察力や分析力が研ぎ澄まされ、**それにより臨床能力も一段と高くなる**という臨床面での効果がある、ということが臨床研究の特筆すべき効能だと思います。そしてもちろん、臨床研究をやって論文や発表のアウトプットを出すので、その達成感はもちろん、その研究を通して世界中のさまざまな研究者と論文や学会を通じて交流することができ、例えば国際学会の会場でリアルに交流する、ということもよくあります。このように、普段の臨床活動だけでない幅と奥行きも楽しめるということで、研究はお勧めです。学生でもできる研究もあります。

　ここでは例として、僕のチームで行っている研究論文の種類について紹介します。ご自身の専門分野により論文のテーマや形式も少しずつ異なるので、先輩などに聞いてみるのもよいかもしれません。

- **オリジナル論文**：新しいコンセプトや解明を論文にしたもの。介入研究や観察研究がある
- **総説論文**：特定のテーマ（現象や疾患や症状や検査など）について、科学的考証も含めまとめたもの
- **症例報告・症例シリーズ論文**：1つまたは複数の症例について、その症例が臨床上教育的であったり、新しい知見をもたらすものであったりする場合に報告されるもの
- **レター・エッセイ**：その雑誌に載った論文や、または新規のトピックについて短報として投稿されるもの

行政、そして公衆衛生って？

医療は一定のルールに則って行われていると思いますが、それを決めているのは誰なんでしょうか？ 政治家や官僚ですか？

先ほどからお話しているように、医師の仕事は臨床だけではありません。

聴診器と白衣を置き**行政**の世界に進み、政治や政策システムから健康問題を解決したり、医療をリードしていくという仕事も医師らしい重要な仕事です。この場合、目の前の患者さんとの一対一の対応ではなく、一対多数の、さらに広範囲の患者さんや患者さんのグループ、または患者さんでない一般の人々が対象となります。

僕と公衆衛生学

　興味深い質問ですね。医療行政の働き方はいろいろあると思います。保健所長はおそらく最も身近なものだと思いますし、人によっては都道府県や国政、官庁で医療の観点で世のなかに貢献していく医師もいます。大きな仕事で、やりがいもあると思います。住民・国民の皆さんの健康をトータルで考え仕事するという社会的意義はとても大きいと思います。このうえで、ベースとなる考え方を教えてくれるものの1つに、「公衆衛生学」があると思います。医師にとって公衆衛生学は、上で述べているように、目の前の患者さんだけでなく社会を対象にして自分が何ができるかとい

| 1,2 年 | 3,4 年 | 5,6 年 | +α |

うことを実現していくための学問です。そのような幅広い観点をカバーするという意味もあり、世界の先進国では公衆衛生学は医学部と同じように同格扱いで1つの学部になっていることが多いです。

じつは僕も米国の公衆衛生大学院で勉強をしましたが、そこに学びに来る学生は世界中から、本当にさまざまなバックグラウンドの人が集まっていました。科学者、弁護士、地域活動家、医師、政治家などなど…。国もバラバラです。ナイジェリア、マダガスカル、韓国、カザフスタン、カナダ、アメリカ、日本、中国、ジョージア共和国…クラスで話しているだけでもとてもおもしろかったです。このような文化がバラバラな人々が集まって、世界の公衆衛生について熱く議論することは本当にエキサイティングでしたし、同時に日本の医療を外から眺めることができたこともとても有意義で勉強になりました。僕は医師になってからそのような大学院に行ったので、医師、特に臨床医としてどのようなことができるかという視点からいろいろと勉強しました。

公衆衛生大学院で学んだこと

僕の進学した公衆衛生大学院は6つの学科があり、入学するときにどの学科を選考するかを考えます。具体的には以下の6つです。

- Epidemiology（EPI）：疫学
- Biostatistics（BIOS）：統計学
- Health Policy and Management（HPM）：健康政策・管理学
- Behavioral Science and Health Education（BSHE）：行動科学・健康教育
- Environmental Occupational Health（EOH）：環境・職業医学
- Global Health（GH）：国際保健

僕はこのなかでHPMを専攻に選びました。入学したのは公衆衛生の大学院なので、大学院を卒業すると公衆衛生学修士（MPH）という学位が得られます。

なぜ公衆衛生大学院に行ったのか

　もともとMPHの課程は、自分をパソコンに例えるなら「医療者としてのOSをインストールする」ところ、という感じの認識が強かったこともあり、自分の臨床とは別に、もう少し広い視点で勉強したかったという思いが強かったために入学しました。

　その当時、特に僕が興味があったのが決断科学という分野でした。医療を効果的で最適に動かしていくのはどのような資源配分をして、時にはどのように政策や法律との折り合いをつけ、よりよい医療を提供していくかの方法がその主な内容です。そのようなマクロ的な視点（国や自治体レベル）とミクロ的な視点（現場レベル）で包括的に医療について学びを深めるのにはこのHPMの部門が最適と考えました。ここでは政策学のほかに、会計学、経済学なども学びましたし、ほかの学科の疫学や統計学なども学びました。

　これらを集中的に学んで訓練する場は日本にはまだ少ないですが（大学では東京大学や京都大学、新しいところでは聖路加国際大学などで学ぶことができます）、より国家レベルでのサポートがさらに必要だと考えています。

Column

公衆衛生学を身につけ「木を見て森も見る」医師に

　「地域医療に携わりたいので疫学や公衆衛生学がおもしろいなと思うんですが、単調でつまらないという意見が多い」という学生さんがいました。

　疫学の重要性を認識するのは難しいかもしれませんが、こういう考え方なら納得できるのではないでしょうか。例えば感染症で、何も考えずになるべく広域の抗菌薬を使えば患者さんが（少なくとも一時は）治る確率が高いかもしれません。でも、どうでしょう。社会全体で医療資源が限られているときに、すべての患者さんに広域の抗菌薬が使えるでしょうか。このように部分最適ではなくて全体最適を考えられるのが、公衆衛生学の価値観を理解している医師なんですよ。「木を見て森も見る」ですね。そういう視点をもっている医師は、近距離と遠距離の視点を両方持っているので、非常にバランスのよい判断をすることができると思います。

| 1,2年 | 3,4年 | 5,6年 | +α |

医療経済学って？

医学生の間で「絶対必要」と思う人と「時間があってもやる必要がない」と思う人が極端にわかれる科目として、**医療経済学**がありました。実際、必要な医師とそうでない医師がいるのでしょうか。

多かれ少なかれ、どの分野においても医療とお金は切り離せません。 自分がいまどれくらいの社会資源を用いてどれくらいの経済効果を生み出しているかということを理解するうえで、**どの医師も触れておいた方がよい科目**ではないかな、と思います。

「医療の賢い選択」「価値に基づいた医療」などと、医療に関するコスト感覚を意識する標語も出てきています。同時に、高額の薬剤の出現や、診断の世界においても、診断エラー（いわゆる誤診）が患者さんはもちろん、社会に経済的に与える負荷が大きいことも実感するうえでは、社会の医療経済にかかる要求は今後大きくなってくると思います。実際に僕と同じ学年の医師でも、この分野の研究で進んでいる米国に移って素晴らしい研究成果で世界の医療経済学をリードしている日本人医師もいますので、そのような医師のキャリアプランさえあると思います。医療経済学は前項の公衆衛生学とも共通部分が多く、行政の仕事をするうえでも重要な概念となるはずです。

MBA、経営学って？

 医療経済学といえば、先生のキャリアのなかで**「MBA（経営学修士）」**をお持ちだというのは異色だと思うのですが。

なるほど。医療経済学はどちらかといえば、MBAよりはMPH（公衆衛生学修士）のような、公衆衛生のカリキュラムで学ぶものかもしれません。

経済学と経営学は少し学ぶことが違います。MBAというのは経営学の大学院を卒業すると得られる学位（修士）です。

ちなみにどうしてMBAを学んだかというと、チームリーディング、組織マネジメント、財務、会計、交渉、戦略思考……こういうものは医師には別に必要ない、と思われるかもしれませんが、多くの一般社会人なら知っている教養ではあり、興味があったというのが最初の理由です。このようなトピックを勉強しようと思って本屋に行くと、必ず行き着くのがMBAコーナーの棚なんですね。

それなら形に残る学位の形でとっちゃえと、医師5〜7年目の間に海外の大学に通いました。

| 1,2年 | 3,4年 | 5,6年 | +α |

じつはもう1つ自分がMBAで学ぼうと思ったのは、自分が診断の考え方を深めることに興味があって、何か新しい問題解決の考え方のアイディアが得られないか、と思い、MBAの訓練で行われているような、ビジネス的思考にヒントが得られないかと思ったのが理由です。

　というわけで結果的に、診断の思考過程をしっかり学んで教育にも反映させたいという自分のニーズに対し、MBAの過程から学ぶことは多かったです。

　MBAそれ自体はビジネスマンにとっての「OS」みたいなものなので、それで経営ができるわけではないし、しなければいけないわけでもありません。取得してから何をするかが本番です。ただ、MBAで学ぶ内容は、多様で複雑な問題解決の思考力を学んだり、チームのリーダーになっていく過程で必要になるさまざまな技術を学ぶうえで、医学生みんなに勉強する価値のあるものだと思います。

医師は日々是学習!?

❶ 素朴な疑問なんですが、新しい薬が出たり、新しい治療法ができたりしますよね。それって、例えば町のお医者さんなんかはどうやって知るんでしょうか?

たいていは New England Journal of Medicine や Annals of Internal Medicine など、core clinical journal といわれる各領域の専門主要紙の最新誌をご自身でフォローされているはずですよ。

今、僕がいる獨協医科大学の総合診療科では、IT を利用してみんなで最新知識を網羅したりしています(後で少し詳しく書きます)。医学に携わるなら、**どのように学びを続けていくか**ということは非常に重要です。**その自己学習のシステムを個人個人でもっておくとよいです。これは医学生のときから医師になっても変わりません。**

医師はいつになっても知識のアップデートと成長を続けていく必要があります。そのために、キャリアとともに内容は変えながら、毎日毎日やるべきことを積み上げていくとよいと思います。

❺ 先生は学び続けていくために何かやっていることはありますか?

| 1, 2年 | 3, 4年 | 5, 6年 | +α |

例えば、僕は、内科問題集を1問解くか、心電図を2枚読むか、CTを2シリーズ読む、さらに症例報告を読んで何か新しい診断のプロセスがないか探す、レビュー論文を1つ読む、これを特別な予定が飛び込まない限りほぼ毎日やっています。

えっ、ほぼ毎日ですか…？

そうですね。でも習慣になるとそれ程大変ではないし、知っていることが増えるので楽しくなってきますよ。医師の毎日は決して華やかではなく、地味なものです。ただ、**その地味なことを続けていくこと**が、どのようなタイプの臨床医であっても、**とても大切な必要条件**ではないかと思います。

　新しい知を生み出していく、またはそれを探求していくというエキサイティングな医学の部分から翻って、すでにある知識を整理し、自らの血肉とし、そしてそれを適切に使っていくという地道な臨床医の勉強も、僕たちが生涯続けていく必要があることです。平たく言うと、日々どう勉強するかということです。どのように知識をアップデートするかということへの関心は医学生でも医師になっても変わらないと思いますが、おそらく人によってやり方はそれぞれ違うと思います。

　僕の方法を次に書いておきます。でもこれは現役の医師のやっていることで学生の皆さんにはちょっとハードかもしれませんが、何かの参考になればよいなと思います。

①最新知識のアップデート

　新しい知識のアップデート法ですが、論文を読むのがどこにいてもできる安定した方法だと思います（その他には勉強会に参加する、などがあります）。

　僕は総合内科医で、総合、だけにかなりたくさんの医学雑誌を読まなければなりません。ですが、患者さんの診察をして、後輩たちの指導をして、カンファをして、会議に出て、書類を処理して、来客に対応して、執筆もして…というマルチタスクで、すべての領域の雑誌を精読することは時間的に無理があると思います。そこで僕は、自分の開発したMesh Layers Approachという診断の技術を応用して[4]、いくつかの網を張ってできる限り網羅的に情報を拾うようにしています。

　まず第一のタイプのMesh（網）ですが、ACP Journal Wise、New England Journal of MedicineのJournal Watchなど自分の関心領域を中心に配信してくれるサービスのMeshを複数張って、そこに引っかかっておもしろい、興味があるものを論文でストックしています。

　次に第二のタイプの網として、パソコンのブックマックバーに週ごとのフォルダをつくっておいて、そこに、その週に毎月最新号が出る雑誌のブックマークをしておきます。そうすれば、自分が読むべき雑誌を毎週無駄なく"購読"できる、ということになります。対象雑誌は総合内科であればザックリ50誌はあるので、これだけカバーするのもなかなかたいへんです。そこで、今僕のいる獨協医科大学の総合診療科（獨協総診）では、メンバーみんなで毎週自分が読んできたものを同じインターネット上のグループでコンパクトに雑誌名や号とともに共有して、それを毎週積み上げていっています。こうすることで、一人では難しい雑誌の情報量も、結局みんなで分担する形となり、網羅性が倍増します。

※4 「診断戦略」（志水太郎／著），pp71-73，医学書院，2014

②最新ではないが重要な知識のアップデート

　必ずしも最新ではなくても、これまでの医学知識（プラス、新しい知識）をわかりやすく整理しまとめていくことは現場での知識の運用に決定的な違いを生みます。

　ある知識をもう一度おさらいしよう、と考えるきっかけは、たいていその日診察した患者さんに関連する疑問が浮かんだときです。やはり臨床医は、患者さんから学ぶのが一番だと思います。じつは知ってそうでよく知らなかった、というものからすでに知っていながらブラッシュアップするものまで勉強して、いつも自分が整理したものを見返すようにするとそのうち自然に身につきますし、より洗練されたそのトピックの整理ができるようになります。

　具体的には、後輩に教えることをしながらできる限り覚えてもらえるようにシンプルに3つか4つくらいに分類したり、可能なら語呂合わせをつくったり、または表にしたりしてまとめることをします。そこまでしなくても、1文にまとめたり、箇条書きでポイントを書いたりしておきます。参考文献があるものなら記載をし

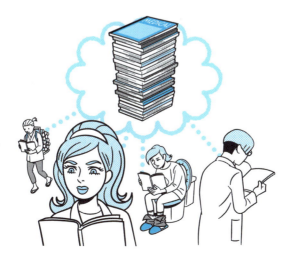

ておきます。このような小さいまとめを、自分は1つのワードファイルにまとめ、Findキーで簡単に探せるようにしておきます。人によってはEvernoteなどでまとめる人もいるかもしれないですし、僕も現在の職場ではEvernoteでメンバーとさまざまに共有したりもしています。

　文献はPDFでダウンロードできたものは1つのフォルダにどんどん入れていきます。あとで検索で探せるように工夫してワードファイル名も年度と雑誌名、キーワードの順に書き、検索を容易にする工夫もつくっておきます。誰かに見せる用に丁寧に体裁をいじり始めてしまうと全体の時間を奪うので、それはやめるようにしています（もっと他のトピックに時間を割いたほうがよい）またあまり無理しすぎないように、長続きするように無理のない範囲で適度なクオリティで整理するようにしています。

③その他に？

　標準知識のアップデートとしては、インターネットの米国の各学会が出しているそれぞれの分野のオンライン問題集などを解いたりして全範囲の知識に漏れを少なくするような工夫をしています。必要に応じ内科以外の教科書も読んだりすると知らないことが沢山書いてあって楽しいですよ。学生さんでここまでやる必要はないかもしれませんが（それよりはもっと、旅行をしたり何か学生時代しかできないことに打ち込んだり…）、いつか将来の参考になればよいなと思います。

| 1,2年 | 3,4年 | 5,6年 | +α |

結局、どんな医師をめざせばいいの？

友人のなかには「僕は外科医になるんだ」と目標のある人もいますが、私にはまだなりたい医師像が思い浮かべていません。何科を専門にするのか、大学で働くのか、町のお医者さんになるのか、悩んでいます。**いつ頃までに道を決めていれば出遅れずにすむでしょうか？**

これは人によると思います。
人の出会いと一緒で、「何となく」決まることもありますし、ある日ポン！と決まることもあります。**不安かもしれませんが、焦ることはないですよ。**

私も将来像は見えていません。どうやったら道が決まるでしょうか…。

まず、自分が将来どんなことをやりたいかを見つけるとよいと思います。もし見つかればそれはラッキーです。

う〜ん、自分は何がしたいんだろう…。

最もよいきっかけは、誰かあこがれの人、ロールモデルの人を見つける（見つかる）ことです。

具体的には、自分がそれなりに興味のある方向にアンテナを張っておいて、例えば将来の専門なら学会や研究会の集まりに顔を出してみる。この人の話を聞いてみたい、もっと教えを受けてみたいと思ったらすぐにその場で声をかける。そして名刺などをいただけばよいと思います。それを得たら、すぐにメールして、自分の思いを伝え、そして次第に緊密な師弟関係をつくっていければよいと思います。

急に声をかけて、引かれてしまわないですか？

向こうがある程度距離をとってしまうような場合には無理せず、むしろ離れて行ってしまうような場合は、向こうにもその時点でキャパがないか、関心がないかなので、ご縁がなかったのだと思います。いずれにしてもあなたには必要のない方だと思うので、それ以上深く進まないほうがよいと思います。

このようにしてめざすべき人が見つかったら、その方のスキルや能力を自分に投影して、何年後かになっている「理想の自分」像をつくるのです。そして、今の「現実の自分」とその理想の自分を比較してその二つの像を重ねたときにどこが足りないかを整理して、そこを達成するために明日までに何をするか、できる範囲で1つ1つ小さなステップをつくって達成していくとよいと思います。

例えばどんなことですか？

例えば、ささいな例をあげれば、自分にはロールモデルのように心電図を読むことのできる力が必要だと思えば、毎日心電図を1枚読む習慣をつけよう、と考えて、心電図の問題集を買ってきて読む訓練をすればよいと思います。これはCTでも内科の問題集でも、同様だと思います。

このようにできる範囲で継続していくことで、知らないうちに理想の自分へ近づく着実な力がついてくると思いますよ。

少子高齢化社会だから医学部の定員が増やされてきた、というような話も聞きました。数とは別に、**「こういう医師が増えて欲しい」**という社会的なニーズはあるのでしょうか？

医学部定員の適正数については医師の需給予測のトピックとして重要です。

一方、どのような医師が増えてほしいかということについては、やはり高齢化ということを考えると、現在の国の方針通り、**多様な健康・社会問題を抱える患者さん一人ひとりによりよく包括的・多面的にアプローチする、総合的なケア能力をもった医師**がより増えるとよいことは明らかだと思います。

具体的にはどのような医師ですか？

そうですね。自分の何らかの専門はあるとして、それが臓器別専門医のような"縦割り"の専門でも総合診療医のような"横串"の専門でもよいのですが、目の前に来た問題が**専門外だからといって断らずに、とりあえず対応する、という医師**です。

臨床医になるなら、いずれ将来、自分の専門を決めると思います。そのとき、自分の専門性を中心に自分がやりたいことを考えると思います。でもそれだけでなく、**自分が働く場所でどんな役割が求められているか、また目の前の患者さんに何ができるかを考えて、自分のできることを幅広く深くしていくようなトレーニングを各自がするのがよい**と思いますよ。

　"総合的な"、という言葉には絶対的な定義はないと思いますが、少なくとも、あらゆる症状やコモンな（＝よくある）病態に一人で幅広く、複数の問題が絡んでも俯瞰的に、時に生物医学的な問題でない場合にも患者さん中心に深く対応できて、また医療機関にかかる入り口の急性期初期対応を躊躇なく行うことが可能で、さらに長期・慢性期のケアについても地域のなかの医療を通して思いやりと丁寧な観察力・洞察を活かして患者さんのベストの人生・生活を考えて継続的にケア・行動する、というマインドと実行力をもった医師が増えるとよいなと僕は思います。

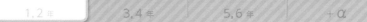

3

医師と教養

「教養」はなぜ大事？

「教養」の必要性については学生の間でも意識の差が大きいところで、一般的に医学知識よりは優先度を低く考えがちです。

そもそも、**大学で教わる「教養」のすべてが医師になるうえで必要なものなのでしょうか？**語学や自然科学のように、明らかに意味のありそうなものと、そうでないものがあります。

臨床を知らない僕たちには、必要かどうかの判断は難しいですよね。そもそも教養科目の時間が年々削られていることが、**不要の裏返しではないですか？**
それに、**本当の意味での「教養」って1年次にちょっと勉強しただけで身に付くものなのかな**という疑問もありますし。

「教養」の必要性を実感するのは難しいかもしれませんね。しかし、**教養は6年間通して、むしろ6年以上かかって生涯学んでいく必要のある、大切なもの**だと僕は考えています。

医師って、相手が人間じゃないですか。しかもその相手が、自分よりはるかに年配の方だったり、異なる職種の方だったりするわけです。そのような患者さんがさまざまな病気で苦しんでいるところから回復するサポートをするには、患者さんの心理状態や境遇を理解しなければいけない、少なくとも理解しようとする必要があるでしょう。

でも、僕たちの多くは医師以外の仕事をしたことがないし、ある病気の患者さんの気持ちを慮るにしても、限界があります。だからこそ、ここで大事なことが**「想像力」**です。

経験することは無理でも、**いろいろなことを知っていればそこからの類推で、なんとなく想像できるようになります。それが「教養」を身につける意味の1つだと思います。**いつも相手の立場を考えて、自分の考え方が「ひとりよがり」になっていないか、頭のなかで探ることが大事だと思います。

これは医師と患者だけでなく、上級医と部下、医師と看護師、部活の先輩後輩の関係でも同じだと思います。

　学生さんたち、率直な意見をぶつけてくれて嬉しいです。医学部の教養教育についてはどのようなものがよいのか、というのは学生時代から僕自身感じていたことです。おそらく、好みの科目を選択して単位をとっていくというようなスタイルよりは、医師としての人間形成に必要な基礎を固める<u>リベラルアーツ</u>のような学問をしっかりやるのが体系的な基礎"教養"教育としてはよいのではないかなと思います。

一方、リベラルアーツをしっかりやるのであれば1年では間にあわないと思われます。そこで6年間を通じて、医学専門の学習と勾配をつけながら基礎的な教育もしっかり入れていくほうが、長期的にみて医師の知の形成にはよいのではないか、と思います。

　リベラルアーツ教育が今在学する大学にない場合、どうするか。自力ではなかなか難しいかもしれませんが、そのよい方法（と僕が思っている）が、時間を見つけて歴史の風化に耐えた古典に親しむこと、そして何か音楽や芸術に触れること、の2点です。後者の"芸術に触れる"では、絵を見に行ってその絵に関する歴史的な背景を学んだり、どのようにして絵が描かれたかなど考察をしてみる、というのもおもしろいと思います。音楽なら自分が演奏する側でも鑑賞する側でもよいと思います。その他にも芸術の分野は幅広いですが、ただ見て感じるだけでなく、その背景にあるものまで考えるような経験ができる奥行きのあるものはよい題材だと思います。

リベラルアーツについて

　もともとリベラルアーツはギリシャ・ローマ時代から始まり、ヨーロッパの大学制度において現代まで人に必要な実践的な知識や学問の基本とされた「自由七科」、つまり文法学・修辞学・論理学の3学、そして算術・幾何・天文学（地理学）・音楽の4科のこととされていたようです。

　今ではこれを現代的にアレンジしていて、大学で誰もが身につけるべき基礎教養的科目と見なされた科目群に与えられた名称として、学士課程の基礎レベル、つまり人文科学、自然科学、社会科学などの内容が含まれるとされているようです。このような基礎的な学問体系は医学という応用学問の土台をなすもので、医学教育を学ぶ人に等しく必要なのではないかなと思います。かといって、医学部6年のなかの最初の学年に一気に詰め込むというよりは、学年が上がりながらも継続して学ぶ機会がある方がよいかなというのが個人的感想です。

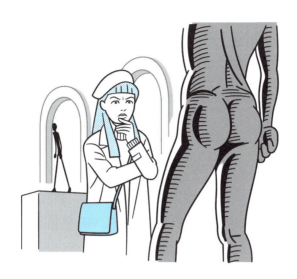

「これくらい」は禁句

　上級医が「自分の研修医時代はこうだったから、これくらいはできるでしょ」と部下を指導する。医師が「これくらいは、やっといてね」と看護師に指示を出す。日常でよくみられる光景です。

　でも、相手は自分ではない、違った環境にいる違った人格と能力の持ち主です。「これくらいお願いしますよ」とか、「これくらいできますよね」のように言い切り型の伝え方をすると、相手はとても傷ついているかもしれません。よかれと思って言ったことでさえ、相手の立場に立っていないがために食い違って伝わったりします。国が、職種が、人種が違えば、なおさらです。今、僕のいる獨協医科大学総合診療科の入職時に配布している「メンバーへの約束事」について、"キャパシティやペースは個人ごとに異なる"という記載があります。

　上では上級医と研修医の視点の違いについて書きましたが、これは部活の先輩と後輩でも同じです。視点とキャパシティの違いは、立場が上になるほど過小評価しがちということがよく僕の周りでは話題になります。そのような傾向もありうるということは、上級の学年になったときに知っておくと役に立つかもしれません。

趣味はキャパを広げる

覚えなければいけないことが膨大で、テストもぎりぎり、とても完璧とは言えません。このままではいけないと思っています。ただ、**趣味より勉強を優先すると息抜きもできなくなってしまいますし、**正直悩んでいます。

学生時代だし、ときには好きなことを最優先して一生懸命やるのはよいことだと思いますよ！もちろん限度はありますが…。

僕も好きなことに極端なくらい打ち込んで、肝心の大学の単位を落としそうになったこともたびたびありました。そのたびに今も仲の続いている同級生達に助けてもらったりしました。

⌄

趣味と勉強の両立ですが、個人的なうまくいくポイントは

①早起き
②集中する
③優先順位の高いことからやる

という感じだと思います。ポイントは、やりたいことを諦めないことで、全部予定に詰め込むことです。このように詰め込むことでやらなければならない集中力が生まれます。いえ、生むのです。ということで、勉強を効果的にやって、あとは遊ぶ！（笑）

| 1,2 年 | 3,4 年 | 5,6 年 | +α |

　僕の場合、学生時代の関心は一貫してヴァイオリンと解剖でした。ヴァイオリンは自分の医学部生活でいつもそばにあって、素晴らしい先生に出会い、コンクールなどにも応募していました。解剖はティーチングアシスタントとして、医学科・看護学科併せて延べ600人以上の解剖実習の学生とかかわりました。解剖学教室には濃厚に出入りをさせていただいていて、解剖の教授と助教授の先生には今でも活きているたくさんの箴言をいただきました。解剖自体もとても楽しかったし、とても好きでした。

　その他、自分はかなりのインドア派だった（今もですが）のですが、教科書を英語のもので買えば翻訳にくらべてほぼ半額になるので節約して、それでたまったお金をためて美味しいものを食べに行ったり、医学部6年生で医学部付近の田んぼエリアから松山の市街地に移って大きめのキッチンが自慢の部屋に住んで、インテリアのデザインを工夫したり、花器に凝ったり、毎日イタリアンを試行錯誤してつくったりしました。自分的に一番ヒットしたメニューはブルーベリーのセミフレッドでした（もう10年以上つくっていませんが…）。お金も時間も十分ではなかったけれど、そんな感じですごく楽しんでいました。

　それと、病理学講座にすごく豊かな経歴の先生がいらして（僕の音楽と食とワイン好きはこの方のおかげです）、それが僕の学生時代の大きな思い出になっています。その病理学講座にはナイスミドル渋さ満点の教授、そして後からご加入されたミスター研究命の助教授の先生（こちらの先生には"とにかく1つのことを考え続ける"ことを教わりました）、そして、医学部1年生から最終学年まで一貫して最も濃密にお世話になった音楽と食の僕の大恩師の助手だった先生（今は他大学で病理学教授をされています）。この先生のおかげでヴァイオリンが上手になったし、その後ずっとしてからワインに目覚めることになりました。それ以外にも本当にたくさんの出会いと、ここでは書ききれないような宝石のような出会いや想い出がありました。

勉強に限らず何かを一生懸命にやることが、色々なことに関心を持ち、諦めない心や追求する心を育むのではないかと感じています。

ここが大事！レジリエンス

　「アルバイトだけでは金銭的に厳しく、株取引を始めました。やるからには経済情勢も見なくちゃいけないし、他学部の人とも話して幅広い知識を集めないといけないし、ビジネス書も読んだりと、思いがけず勉強になっています」というユニークな学生さんがいました。

　お金がない、という弱点を何とかしようとして、それが勉強の機会になったというのはおもしろいですね。最初は経済情勢を勉強したいと思って始めたわけではないのかもしれませんが、ネガティブをポジティブに変えようとしたなかで新しい展開が見えたということですね。そういうネガティブな状況をポジティブに転化する力はよく「レジリエンス」という言葉で括られたりするのですが、このレジリエンスは医師がプレイヤーとしてもマネージャーとしても働くうえで非常に重要になる能力だと思います。僕も可能な限り、自分のチームの採用試験の項目でこのレジリエンスを考慮するようにしています。

部活、アルバイトで「対人力」を鍛える

医学生は**部活**をしている人が多いですよね。皆さんはどうですか？**アルバイト**はしていますか？

クラブ活動もアルバイトも、**「対人力」**とでも言うのでしょうか、異なる背景をもつ人たちの気持ちを察知して、しっかりした人間関係を築く能力を身につけるために、格好の機会だと考えて、積極的に参加しています。

もちろん、もし部活やアルバイトをやっている、またはやりたいのであれば、個人的には**最高に大事だと思います！**他者との社会的・文化的交流は、医学生のうちに、しかも低学年から経験した方がいいですよね。

そうなんですね…。僕は地方大学にいますが、これといった課外活動にも関わっていないので、医学部って閉鎖的だなと感じていました。同学年のつながりがせいぜいで、他学部はもちろん、他学年とのかかわりも薄い。

部活動をやっていれば遠征などあって、世界が広がりますよね。そうでないと、「世のなかにはこんな頑張っている人がいるんだ」という刺激を受けるチャンスも得られなくなってしまいます。

"外"の世界を知るべし

　最後の意見通り、大学と大学を離れた場所では出会いも違うと思います。前述したように、たくさんのバイトでさまざまな社会の側面をわずかでも現場で目の当たりにした自分にとって、医学部内の世界とそれ以外の"外の"世界は、本当に世界が違います。

　医学部と医学部以外でも文化圏が違うことは、僕自身が単科大学ではない大学の学生でしかも全学のサークルに入っていたこともあり（ハイキング部）、特に感じていました。それらの経験がゼロだったら、今の自分のもののみかたは（よいか悪いかは別として）なかったんじゃないかな、と思います。そして、実際に見たものの種類が多い方が選択肢や想像力の幅は広がるはずです。その意味では、できる経験はするに越したことがないとも感じます。

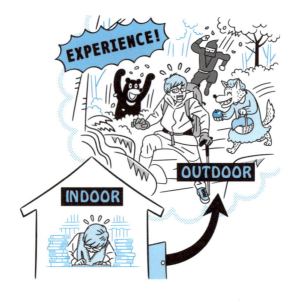

想像力の大切さ 〜相手を慮る能力

想像力の大切さという点で、1つのエピソードを紹介したいと思います。

 ある研修医の夜

ある研修医が夜間当直をしていました。翌朝に上級医が出勤すると、研修医の当直中にある重症の患者さんが来院されていたのですが、行われているべき検査ができていませんでした。上級医は「どうしてこの検査をしなかった！」と研修医に怒りました。

本当はこの研修医は、その検査が必要なことはわかっていたんです。事情があってやることができなかった。でも怒った上司にこんな言われ方をしたら、それ以上言い返せないものです。

ではその夜間に何が起こっていたかというと、もっと危険な状態の患者さんが救急外来に来ていたのです。それも2人。助けてくれる看護師もいなかった。限界の状況のなかで、その研修医は「この検査はやらなくてもいいかもしれない」と、とっさの判断をしました。

結果としてこの研修医の判断は正しかったようです。でも、自分の考えを上級医にうまく説明する能力がなかったのです。

一方で、これは上級医にとっても信頼を失う「事件」でした。相手（この場合は研修医）の気持ちやその現場の状況を思いやる努力をせずに一方的に研修医を責めてしまった。「どうして！」と怒る前に一歩踏みとどまって「何があったの？」と尋ねる。立場の強い側が弱い側の状況や気持ちを想像して、慮るのが、簡単なようでいざというときに難しい。でも、ものすごく重要な能力なんです。

しかし、こういう事件が患者と医師の間でも頻繁に起こっています。目立たないのでないがしろにされがちな、でもこの力がないと、病歴をきれいに再現することも、そのきれいな病歴に基づいた正確な診断をすることもできなくなってしまいます。

そのような、あらゆるときに自分の**見えていない**"ストーリー"
を想像して補足したり、慮る気持ちは、さまざまな状況でいろい
ろな経験をしないと気づかないこともあります。部活だけでもよ
いですが、学外にでて得られる一般社会のいろいろな経験も役に
立つことが非常に多いはずです。僕自身、医学部に入る前の3年
間の浪人ではさまざまな経験をすることができていたので、それ
が医学部に入ってからも、医師になっても、ものすごく役に立っ
ています。

　その経験からいえることは、この想像力、慮る力を磨くには、積
極的に外のコミュニティに所属する努力が重要だということです。
それが積極的にできるのは医師になってからではなく、医師にな
る前の学生時代の方がチャンスは多いかもしれません。

人間にしかできない医療

「人工知能がこれだけ発達してくると、診断はコンピューターにもできる時代が来るかもしれないですよね」という意見の学生さんがいました。

たしかに、世界的にそのような研究が進められています。では、いつか医師の仕事はなくなってしまうのか？この問いに対する僕なりの答えは、そんな未来が来たとしても、患者さんの価値観を理解して治療法を選択できるのは、やはり人間である医師の仕事だろう、ということです。

このあたりの話は、メディカル・サイエンス・インターナショナル社の2016年11月に出版された翻訳本「診断推論のバックステージ」（志水太郎/訳）のコラムにも書きましたが、どうしても機械では代用できないアートの部分は、最後の最後で残るのではないかと思います。例えば、ちょっとした間を読んでふと思いもかけない診断につながる質問をしてみる、または相手がこちらを信頼できる人だとして、本人が隠していたある診断につながるような情報を話してくれる、など、アルゴリズム・分析化できない非分析的な思考プロセスはコンピューターが人間に完全にとってかわることができないのではないかと、現時点では考えています。しかし、パラダイムシフトが重なりそのようなことが機械でも可能になった場合は、たしかに人間の出る余地がなくなってくるのかもしれません。

映画「エリジウム」では、機械のなかに白血病の子どもが入り、その状態を機械がサッとスキャンして診断、その瞬間にまた機械が動き、ほぼ一瞬のうちに白血病が治るという驚異の世界が展開されています。それが現実化すれば病との闘いも終わることにはなると思います。とはいえ、少なくとも現代においてはそのような映画のようなことはなく、地道な人間業で、時に機械の分析的思考を借りながら、できることをベストを尽くして行っていくということになると思います。

ただ、人間が、人間としての喜怒哀楽をわかってくれる人間に診てもらうという自然な医療が、やはり多くの人に望まれていることなのではないかなという気もします。

人付き合いも技術

わたしも**他者とのコミュニケーションはいい医師になるのに大事**だと思っています。時間のある3～4年生の間にそのことを教えてくれる先輩に出会えたことがあって、それはラッキーでした。

でも、「コミュニケーションは大切だ」と思わない学生もいるようなんです。例えば部活で、皆がそれなりの負荷になっているときに、わたしにはまだ余力があったとする。そこで「わたしがサポートに回るから、もうすこしチャレンジしてみない？」と言おうにも、話し合う余地もなくそっぽを向かれてしまって…。

なるほど。コミュニケーションを大切にしない学生の仲間がいる、ということですね。ただひょっとして、その人にしてみたら「あなたが過剰な要求をしてくる」と思っているかもしれませんね。こうなると、相手は防御反応で攻撃的になるか、抑うつ的になるか、あなたの前から去っていってしまうか。いずれにせよよくない結果が待っています。

そのままだと、その人にとってはとても残念なことです。ただ、その状況はあなたにとっては逆に成長のチャンスかもしれません。どうするか。**相手がよほど理不尽な場合を除いて、相手を変えることを考えるより、自分が変わってみるのが意外によいかもしれません。**

| 1, 2年 | 3, 4年 | 5, 6年 | +α |

変わるとはどういうことかというと、適切な距離感を測ることです。医療の現場で用いられるモチベーショナルインタビューという方法も参考になります。

モチベーショナルインタビュー

糖尿病なのにアンパンを食べるのをやめられない人には「アンパンを食べるのをやめてください！」と言っても押し問答です。そういうときに「糖尿病についてどう思いますか」と聞いてみます。「治したいんだけど……」と言うなら、理想と現実の乖離がどこにあるのか自覚を促して「じゃあ、どうしましょうか」と実現可能な小さな一歩を相談します。

こんな感じです。

明らかに相手が悪い場合でも、それを伝えるのにこちらに感情の起伏があるとダメです。医療現場はストレスだらけ。医療に限らず、他者との共同作業とか、交渉の場面では、イラついたり、困ったりすることがありますよね。そのときに、1つ1つのことで怒ったりしていたら疲れてしまいます。医師はどんなストレスがかかっても、波一つない水面のように同じメンタル状態でベストなパフォーマンスを発揮していかなければなりません。だから、相手が悪かったとしても「あぁ、この方は今、余裕がない状態なんだろう」と捉えて、自分側で消化して、感情的でなく何事もなかったかのように仕事を続けられるメンタル面での自己トレーニングが必要です。

これを実践することで、患者さんからも、上司からも部下からも信頼を得られます。研修医になってストレスで潰されてしまう人も一定数いますから、そうならないための準備としても必要なことです。部活でもバイトでも、辛くて、自分を痛めつけているように思うこともあるでしょう。でも、この手の経験のチャネルを増やすことは感情的にならずに仕事をするトレーニングとなり、結果的に医師としての能力に活きてくると思います。

グループ学習は高め合いか、足の引っ張り合いか

「同級生の間でどうしても意欲に差があるせいで、全体の雰囲気が悪くなることがあって悩んでいます」「やる気のない人に足を引っ張られるのが嫌で、グループ学習には極力参加しなくなってしまいました」という学生さんの声がありました。

なるほど。学生さんも学年が上がれば20代前半ですから、それぞれ自分の行動には責任をもって決定できる能力も高くなると思います。一方、いろいろなキャラの方がいて、団体行動が得意な人や苦手な人、自分のペースでやりたい人もいると思います。

そこで今どき？にならった学び方としては、きちっと締めところは締めるけれど、それ以上の細かいところは特に干渉しない、ただし一定の水準を下回ってしまうときは何らかの改善ルールを設けて、学生さんにもよい緊張感と引き換えに自由度の高いスケジュールを組むというのも1つの案なのかなと個人的には思います。

実際に「試験対策委員会などの活動をしていると、強制されて伸びる人もいれば、自由にさせてほしいという人もいるし、一人ひとりが自分にあった学習スタイルを維持しつつ全員で学べるような『テーラーメイド』のシステムをつくっていくしかないと思うんですよね」という学生さんもいました。「模試の成績なんかもできるだけ共有して、『ここが足りないからこうしよう』と計画を立てて互いに教え合うことで、教える側も教わる側も勉強になる」そうで、「無理なく、仲のいい同士を基点につながる」のがポイントだそうです。

現状はそのような環境にない大学も多いと思いますので、現在の与えられた環境でベストを尽くす、そしてチームでやるときは自分のことだけじゃなくて、チームが同様にうまく回るかということも考えながら勉強していくことが大事だと思います。自分のことだけ考えるのは簡単です。たとえ国家試験だって、勉強部屋のチームの勉強進度のことも考えるというのは無駄なこともあるように見えるかもしれませんが、「みんなで受かろうぜ」とか、結局そのようにみんなでレベルアップしていくということは今後の医師生活にとって必須の考え方ですので、それも含めて医学の勉強といえるかもしれないと僕は感じたりもします。

他職種の理解が
リーダーシップを育む

大学の先生からよく「いまはチーム医療の時代だ」と言われます。医師は医療知識のプロフェッショナルだから、例えばケアは看護師に、リハは理学療法士にと、上手に分業せよということでしょうか。

その通りですね。ただそのうえで、その**チームをリーダーとしてまとめるのも、医師の大切な仕事**だということを理解しておくのがよいと思います。

純粋に臨床医としてやっていても、ずっと一人で離島で医療をやるわけでもなければ、少なくともその部門やチームの中間管理職を担うと思いますし、リーダーになればチームの運営のことも考える必要が出てきます。

とはいいつつ仮に一人で離島で医療を行うにしても、ナースや技師さん、事務の方などとチームをつくる必要がありますので、いずれにしてもチームをまとめる力は必要だと思いますよ。

ここでは、いわゆる「リーダーシップ」と「マネジメント」についてお話ししておきましょう。チームをまとめる力を2つの要素に分けると、リーダーシップとマネジメントといえます。2つは混同されがちですが違いがあります。

リーダーシップ

「リーダーシップ」はチームのメンバーひとりひとりの関係を中心に、チームが向かう未来のゴールや今なすべきことの目的を明確に定め、それに向かって人々が互いにハッピーで、チームの目的に沿った行動に向かう意欲をもってもらうことです。さらに噛みくだいて言うと、仲間とこれからのゴールを明確に共有し、一緒に目的に向かっていく感じで彼らの行動を後押しすることです。

医学部なら、例えば東医体や西医体の優勝、とか、次のコンサートやライブ、展覧会の成功、とか学園祭の企画を成功させることなどです。例えば僕だったら、愛媛大学医学部室内合奏団という室内楽団の団長をしていたので、その毎回のコンサートをみんなで成功できるように後押ししました。

医療現場でも、そのゴールはさまざまです。例えば1番わかりやすいものは、1人の外来や入院で診た患者さんがよくなっていくことで、これは医療チームの最も重要なゴールの1つです。その他にも、病院の外来の患者さん平均待ち時間をこれぐらいまでに減らそう、とか、病院全体で感染予防の手洗い実施率を何パーセントにしよう、とか、時間延長勤務の割合をここまで減らそう、とか、そのような具体的な数字を達成するようなものまで医療チーム全体の目標になりえます。これらの目標は医師1人で達成することは困難です。医師が複数いたとしても難しいことがほとんどです。さまざまな職種がそれぞれの特徴を活かしながら協力していけば最もよい効果が生み出せるでしょう。

互いの助け合いと協力があれば、1＋1が3やそれ以上になることはよくあります。そのようなチームワークをつくるために、リーダーは何をすればよいでしょうか。その答えはさまざまですが、そんなときリーダーの役目はいろいろな特徴をもった多様なメンバー皆が、互いに快適に協力してリスペクトしあえるような環境づくりをしていくことが最も大切だと思います。

| 1,2 年 | 3,4 年 | 5,6 年 | +α |

　具体的にはそれぞれ1人ひとりと、邪魔の入らない落ち着いた場所で話す時間をとったり、または十分な準備の上、必要に応じて全体の前でチームの方針を伝えたりすることも必要になります。また、チームのメンバー同士の協調性を高めるために、メンバー内の不協和音があればそれを解決するのもリーダーの仕事です。みな一人ひとりのちょっとした一言やふるまいにアンテナを張りつつ、チーム内が"火事"にならないうちに早めに介入しての原因を特定して改善策にもっていく、それもリーダーの仕事です。

マネジメント

　一方「マネジメント」は、人というよりはやるべきこと（タスク）や業務を中心に考えて、指示系統や問題解決のプロセスなどを用いて業務を進めていくことです。業務の部分にフォーカスを当てつつ、メンバーみんなのさまざまな特徴（知識、経験、目的、技術、才能）を見つけてそれを上手く適応して、チームを効率的に機能させていきます。また、どちらかといえば未来に向かって何か、という印象のリーダーシップに対し、むしろ日々行われる日常的なやるべきことの管理をどのように効率化していくかということも、マネジメントがもつリーダーシップとの違いかもしれません。

　例えば、今なら僕は科のリーダーとして、診療・教育・研究に加えて、さまざまな会議や資料作成、お客様の応対なども行う必要がありますが、すべて自分で抱え込むと自分がパンクしますし、何より全体の業務が滞ります。そのため、内務は医局長に、外来関係は外来医長に、病棟関係の決め事は病棟医長に、レクリエーションの決め事はレジデントに、などと、適正に応じ業務フローの整理を行うのです。これがマネジメントの活用です。

リーダーシップとマネジメントの違い

　つまり、それぞれの特徴を端的に示すと、

表1 リーダーシップとマネジメントの違い

リーダーシップ	マネジメント
対人関係中心	業務中心
協調的	指示的
新しいこと、変化	日常業務

「愛され指導医になろうぜ」（志水太郎/著），p5，日本医事新報社，2014より引用

- 人を中心に考えるリーダーシップ、やるべきことを中心に考えるマネジメント
- 協調性を重視するリーダーシップ、指示系統やプロセスを重視するマネジメント
- 前向きにゴール設定をするリーダーシップ、くり返すなかで効率性を考えるマネジメント

となります（**表1**）。

　リーダーシップとマネジメントは被るところも多く、完全に独立したものではありません。医療現場における医師は、学年があがってきても多くの場合、よほどメンバーが潤沢にいなければチームのプレイヤーとして前線で頑張るということが続くことがよくあります。そのうえで、学年が上なりの役職の仕事も行わなければならないため、キャパシティの大きさが必要になってきます。つまり、リーダー（リーダーシップ）として、またマネージャー（マネジメント）としての仕事を要求されることがほとんどです。リーダーシップを発揮して目標まで何をすればいいかをメンバーに示し、さらにマネージャーとしてよいシステムや方法を用いながらメンバー1人ひとりの最大の力を引き出して目標までの最短距離を進みます。

| 1,2年 | 3,4年 | 5,6年 | +α |

　何かあってチームがバラバラになりそうになれば、リーダーは
そのリーダーシップを発揮します。メンバー全体を丁寧に見まわ
し、問題点を見つけ解決に足を運んでまとめ、互いを助けるよう
なチームワークを強めます。もし何か作業に問題点やエラーが見
つかれば、リーダーはそのマネジメント力を発揮して、より効果
的な仕事の方法についてさまざまな提案をし、実行に移します。こ
のようにリーダーシップとマネジメントを効果的に用いていくこ
とで、みんなが満足して、さらに最短で効率的にやるべき目標を
達成できると思います。

"チーム医療"の中身

　皆さんは病院やクリニックにいったい何種類くらいの職種があ
ると思いますか？ちょっと次を読まずに考えてみてください。

　……と言いつつ僕も正確に何種類、とは言えないのですが（笑）、
10どころではないと思います。

　医師、薬剤師、看護師、診療看護師、保健師、助産師、准
看護師、医療補助、診療放射線技師、臨床検査技師、理学療
法士、作業療法士、言語聴覚士、視能訓練士、臨床工学技士、
ソーシャルワーカー/社会福祉士、介護福祉士、介護支援専門
員、管理栄養士、栄養士、健康運動指導士、診療情報管理士、
医療事務、清掃員、売店販売員、警備員の方々…

　ざっと上げるだけでも20くらいは優にありそうです。これらの
多様な人々で構成される医療機関で、医師はどちらかというと指
示を出す側に属します。例えば薬の処方、検査や画像のオーダー、
装具の指示、書類の作成依頼、各部署への依頼などなど…それぞ
れの仕事に特別な役割があり、医師はそのなかで何らかの指示を

3 医師と教養

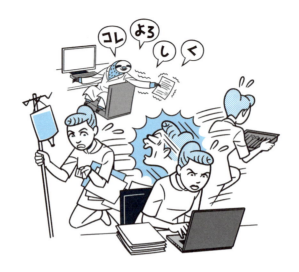

他部署に出すことが多い仕事です。そのなかで、医師は指示を出す側であるという特性から医療チームのなかでリーダー的役割を担うことが多い職種です。

こと、患者さんの純粋な診療面においては、その患者さんに付随して医療チームのリーダーとなることが普通です。指示を出された側は指示を受ける側として、その指示にできる限り忠実にオーダーされたものを実行しようとしてくれます。この指示を出す、出される、の関係で指示を出す側が最も注意しなければならないことは、指示を出される側はいろいろな状況のなか、工夫して指示を実行してくれているということです。

医師が指示を出すものを15分遅れると、看護師がその指示を実行するのが2時間遅れることがあります。例えば医師から出されたある指示をある看護師が実行しようとしたところ、15分その指示が遅れたためにいろいろなほかの仕事を優先していたら、あっという間に2時間たっていたということです。それで看護師の帰宅時間が遅くなることもあります。看護師たちは、さまざまな仕事の優先順位を並べ替えながら複数の仕事を同時並行に行ってい

| 1,2 年 | 3,4 年 | 5,6 年 | +α |

るため、1つずれるとほかの仕事も並べ替えを行わなければなら
ず、それがまわりまわってすべてずれてくるということもあり得
るのです。

　けれど、医師側が看護師たちのその動き方を理解せず、「15分遅
れるだけだからいいじゃない」と思っていたら、これは看護師ら
に負担をかけてしまうことになります。このように、指示を出す
側は指示を出される側の状況を想像するというか、慮ることがと
ても大事で、そのうえでみんながベストの状態で仕事できるよう
にふるまうということが大事だと思います。

　メンバーが医師だけでも結局は同じです。例えば上級医と研修
医の関係もそうです。きっと皆さんも将来経験すると思いますが、
上級医と研修医では見えているものが違います。研修医は技術的
にも若く、またそのため目の前のことに対処するのに必死で、そ
れこそ看護師をはじめとする多職種の方々がどのような動きをし
ているかなど考えるほどの余裕もありません。ちょうど、子ども
が視野が狭いのと同じで、目の前のボールの動きに夢中になって
それを追いかけていったら道路に飛び出したこともわからず向こ
うからトラックがやってくる危険にも気づかない、というのとど
こか同じような感じです。しかし上級医は技術的に高いものをも
ち、医師としてもキャパシティが大きいため（個人差はあると思
いますが）、全体的なことを俯瞰的に診ることができます。キャパ
シティの大きさの違いはできる仕事量の違いを生みます。

　そのため、上級医はキャパシティが大きいことを意識し、研修
医がキャパシティを振り切れるほどの負荷を与えられて機能しな
くなるようなことのないように、適度に仕事量を調整しながら柔
軟に研修医たちをリードしていく必要もあります[5]。

※5　この辺の詳しい話は、僕の別の本「愛され指導医になろうぜ」（志水太郎/著, 日本医
事新報社, 2014）に書きました。興味があれば読んでみてくださいね。

エラーの「許容力」と「察知力」

　1999年に米国のInstitute of Medicineから『To Err Is Human』というレポートが出されています。米国のように特に医療コストが膨大な国では、その削減に議論が集まっており、米国の内科学会では「choosing wisely」と言われ無駄な医療をしないような方針が推進されています。この概念はValue Based Medicine（VBM）といわれ、その医療行為に実際どれくらいの費用対効果、価値があるかということを重視して、物量にものを言わせるようなやり方では医療が破綻してしまうという考察から生まれたものです。賢く効果的な医療を選んで適応していこう、という至極当たり前の概念ではありますが、それが今まで徹底されていなかったんですね。

　具体的にはなるべく不要で害の見込まれる薬を使わない、使いすぎない、余計な検査はやらない、そのために初期診療能力を高めて診断のエラーをなくそう、ということも言えると思います。「Do no harm」（害のあることをやらない）ともまとめられます。

　でも、さきの『To Err Is Human』の言葉通り、エラーが起こること自体はしょうがないとされています。起きたときにどのようにリカバーするか、またはエラーが起きつつあることを察知するのが大事なわけですね。「今、コミュニケーションのエラーが起きているかも」っていう微妙な雰囲気、なんとなくわかるじゃないですか。

　例えば身近な例かわかりませんが……そうだな、例えば、プライベートで恋人からの連絡が最近遅い、デートのアポイントをとろうとすると毎回都合が悪いと言われる……これは危険なサインですね（笑）。このパターンで1人、2人と振られたら、3人目の彼女には早めに気づくかも……みたいな感じでしょうか。「察知力」を身につけるのはとても大事なことですよね。もちろん、1番よいのはそうなる前に手を打つことかもしれません（笑）。

ユーモアと折れない心

実習で患者さんのセクハラにあったことがあるんです。緊張のせいもあって思わず涙ぐんでしまって…。先生には「そんなに元気なら退院ですね！くらい笑い飛ばしてやればいいんだ」と言われましたが、とてもそんな気持ちには…。

それはたいへんでしたね。お気持ち、当然と思います。ちょっと話題が変わりますが、ここで笑いについてのトピックにしてみましょう。

アルフォンス・デーケンという死生学の先生が、学生にこんな言葉を贈っていたことを思い出しました。
「楽しいから笑うんじゃない。笑うから楽しいんだ」

医師の仕事って、辛いことも多いです。もちろん、研究が進んで楽しいとか、患者さんが喜んでくれて楽しいとか、そういうことはもちろんありますよ。でも、日々の仕事は辛く、とてもユーモアなんて言えない状況もざらです。**そんなときこそ笑顔でユーモアを言って、自分自身も周りの人もなごませる。**これは、ストレスで折れないために大事なことです。逆境や大変なときほど、ユーモアの力をうまく使えば笑い飛ばせるものです。

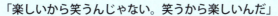

医療現場にもユーモアは必要だと思います。それは、医療者だけのなかで場を和ませるタイプのものであることもあります。ま

た、患者さんとの会話のなかで、患者さんに和んでいただくために許される常識的な範囲でのユーモアもよいと思います。医療機関は笑顔のないところである必要はありません。笑いが健康に与える影響も少なからずあると思います。病は気から、とも言いますので、許容できるなかでのユーモアをもつよう（忙しくユーモアを言っている場合ではない状況もよくありますが）、心がけてみるのもよいかなと、忙しい現場ならではこそ、これをよく感じます。上級医と研修医の関係でもこれはよくあります。

　皆が顔がこわばるようなシリアスなときこそ、ユーモアを一発咬ませてみる、というくらいがよいのかもしれません。

　例えば、「何でこの検査をしなかったんだ！」と研修医を叱る上級医に対し、その場で「検査室がストだったんじゃない？」とありえないツッコミを入れると笑いが起きるかもしれません。

　この話はあくまで一例ですが、正直、もう終わったことをわざわざ皆の前で吊し上げて叱っても、叱られた方に残るのは反省よりトラウマです。僕の場合はこんなふうに叱られた経験も多いので（笑）、後輩たちには同じ思いをさせたくないと思っています。間違いを軌道修正するなら、（これは僕の考えですが）叱られる側の自尊心を考慮して、必ず2人きりで叱ることにしています。その方が相手に「伝わる」気がします。

　話は戻りますが、「検査室がスト」と言って笑いをとったのは、いたたまれない気持ちになる研修医への矛先をそらすためです。もちろん、矛先をそらされた上級医にも気を遣う必要はあって、この「スト」のツッコミのあとにその場に沿った気の効いたコメントを言う必要があり、そこはこちらの腕の見せどころとなります。このような話、「上級医-研修医」だけでなく、「上級生-下級生」でも当てはまると思いません？

職場は病院、だからビジネスマナーは不問?

医療ボランティア団体で1年間インターンをした際、医師や看護師だけでなく、医療関係でない方ともかかわりました。そういう方からは「**医療系の人は医療についてはプロフェッショナルだけど、社会人としてはビックリするような行動をするよね**」とよく言われました。医学部にいるとこの世界が当たり前になってしまいますが、実際はどうなんでしょうか?

上級生から組織的に厳しいマナー教育がなされる大学もあるそうですよ。

それは凄い大学ですね(笑)。
一般的に医学生なら、部活、特に体育会系に所属していればマナーを厳しく言われるかもしれませんが、いずれにせよ誰もが組織的にマナー教育を受ける、という機会は意外に少なそうです。

他学部に進学した同い年の友人は就活を始め、じきに社会人になります。一方で**自分はまだ学生**……その差に漠然とした不安を感じています。

ははは!でも、気持ちはわかります。ただ、他学部の学生が何か特別な訓練をされたから社会人になれるのかと言うと、そんなことはなさそうですよね。

> むしろ社会人になるうえで必要だから、セミナーに行ったりして「社会常識」を勉強するんでしょう。例えば名刺の受け渡し方とかだって社会人になるからこそ当たり前に知ってなくてはいけないわけですから。

医師にもビジネスマナーは必要か？

　医師も「社会人」ですが、医師は医療ができればとりあえずOK（というか問われない）というような雰囲気って何となくあります。医療機関内で通用する常識があれば外に出ていくことはほとんどないので、そのようなマナー的なところは通らなくても多少許される、ということなのでしょうか。

　例えば、新卒で会社員なら名刺をもつのは常識ですが、新卒の研修医で名刺をもっている人を探す方が難しいと思います。その現状はその"一般"社会とのずれを思わせる1つの例かもしれません。またはちょっと極端な例かもしれませんが、マッチングなどの就職試験で送られてくる履歴書を見ると、まるでこれからフェスにでも行くようなTシャツ姿の写真が平気で貼られていることがあったりして、思わず二度見してしまうこともありました。上級の先生へのご挨拶やオフィシャルな会議に行くのにネクタイなし（最近は許される風潮？）だったり、太いストライプや大柄のチェックのスーツだったり、フォーマルな場にスーツを着ないで派手なパンツで行ったりと、服装についてもいろいろな例を見ることがあります。名刺についても、医療現場で医師は名刺を普段からもち歩く習慣ってありませんから、結構多くのドクターは名刺を外でも持っていないことが多いです。持っていても、財布のなかから端が折れているものを出す、などもよくみられる風景です。それがいいか悪いかは別にして、少なくとも珍しくないことです。

| 1, 2 年 | 3, 4 年 | 5, 6 年 | +α |

　他の業界より僕たちの業界がおおらかな文化の業界、といえなくもないですが、一般には当たり前のことでも教わる機会がないのは考えものかもしれません。僕自身は、医学部に入る前の経験や医師になってからの多業種とのかかわりからも、この種のマナーは必須と思います。この必要VS不要の議論のときはいつも「どちらが社会的に余計な不利を被らないか」で判断するとよいと思います。だって例えば、あなたがとても優れた能力をもっていても、それを知ってもらう前にマナーのことで門前払いされたら損でしょう？

　というわけで、本当は大学の授業でそういうマナーを学ぶ場があってもよいかなと思う一方、それはわざわざ医学校で勉強するような内容ではないと思いますし、就職前にセミナーなど自分で行くか、または何か本で勉強してもよいかもしれませんね。

まずは文化の違いを知る

　社会常識というのは文化の問題でもあると思いますが、文化の違いは医師同士ですら大きいです。まして海外と日本を比べたりすればさらに大きな違いがあります。例えば病名告知でも、日本では当人に話さず家族に話すようなこともありますが、別の国だともし家族に先に話してしまったら場合によって訴訟になるような状況もあるかもしれません、というくらい、文化の違いはいろいろです。

　まずは国内の文化として、国内での一般的ビジネス文化は先ほど書いたように本やセミナー、または普段のバイトなどでも身に着けることができると思います。海外のマナーなどはできれば海外に行ってみるのが一番よいと思います。仮に旅行であっても、多少はその雰囲気を身に着けることができるかもしれないので、どんなことでも勉強になるとアンテナを張っておくとよいですね。

診療もサービス業？
愛想は必要？

よく仲間に「愛想がない」と言われます。自分でも自覚があるので、アルバイトでも不特定多数と接するようなものは避けてきました。でも、いざ患者さんを診るとなったら親身に、丁寧に接する自信はあるんです。**愛想がないのは問題でしょうか。**

なるほど（笑）。
今のところほとんどの大学では**「接遇」の授業がない**と思います。だから医学部にストレートで入って、もしバイトもしないでそのまま医学部を卒業して医師になったとしたら、**サービス業としての医師の側面の訓練はゼロのまま現場に立つ**ことになります。

"サービス業としての医師" ですか？

僕は、**医学部に入る前や入った後に接客の仕事をすることを強く勧めたい**と思っています。

理由は、医師の仕事も患者さんが相手とはいえ、**外来でも入院でも相手は医療サービスを受けるお客様という側面が存在する**と考えるからです。医師−患者関係にパターナリズム※6は必要なこともあるとは思いますが、それは接遇が必要ないということとは次元が違う話だと思います。

よく若い医師で、赤ちゃんに対して使うような言葉で高齢の患者さんに話しかける医師がいます。ひょっとしたらフレンドリーさを演出したいのかもしれませんが、個人的には好ましい印象を全く受けません。相手は医療サービスを受ける患者で、かつ多くの場合自分よりもはるかに高齢の、人生の先輩です。そのような相手に、赤ちゃん言葉はやはりリスペクトを欠くのでは？ というのが僕の感想です。

たしかに、やさしく聞こえてもリスペクトは感じられませんね。

さらに、注意しなければならない現象に"**医療現場の麻痺**"と僕がよんでいるものがあります。

これは、医療現場に免許をもって半年もいると、非日常である医療現場、つまり痛みを訴えたり、悩みを訴えたりするさまざまな非日常の他人といつも接しているために、そのような患者に対し配慮がなくなってしまうという現象です。

現場の非日常性に麻痺してしまうと、腹部診察をするとき周りをカーテンで遮蔽しなくなったり、立ち入った質問をすることも前置きなく言ってしまったり、患者さんが聞いたらびっくりするような医療スラングを平気で言うようになったりしてしまうことがあります。

※6　パターナリズム：親が子どもを慮るように、強い立場にある者が弱い立場にある者に対して、その行動に本人の意志に反してでも介入・干渉すること。医療の現場では、医師−患者間での治療に関する意思決定の問題で言及される。

医療スラングですか？

よく自分の勉強会でも例にとるのが、ER受診の患者さんが点滴だけして経過を見て帰宅する状況のときにその患者さんのことを「転がしておく」といったり、さまざまな不定の訴えがある、または訴えの多い患者さんのことを「プシコ（psychoを日本語読みしたものだと思われる）」という隠語でよんだりすることです（医学的にも「？」で許容しがたい言葉です）。それから「寝かせる」「入院させる」などの使役動詞も、個人的には気になります。

医学生のときの自分が聞いたらどんな気持ちになるんだろう、自分の親が陰で医師にそうよばれていたらどう思うんだろう、などと思わずにはいられないような、聞くに堪えない言葉さえ飛び交いうるのが医療現場の"非日常"性なのかもしれないと思います。

心ある医師でも、よくそのような用語を用いがちな状況になってしまうかもしれないと感じます。**肉体的・精神的な疲労は思いがけない形でその人の常識的な思考やコミュニケーションのクオリティを下げるものです**。それに加え、**医療空間という一般社会のなかでも非日常的な状況に麻痺してしまうことは恐ろしいことだ**と、このような現象を見て思います。

しかしまだこれから医師になる皆さんには、そのように麻痺してほしくはないと願っています。

医師になると、さまざまな現場のストレスがかかります。どうしてもそのストレスをいなして、つぶれないようにうまくやり切る力も必要なのですが、そんななか、患者さんへの接遇の質を落とさないとっても方法を2つ紹介しておきます。

①自分の身内メソッド

目の前の患者さんを年齢・性別の近い自分の身内や近しい人に置き換えて、その人と同じような接遇を自分ができているかをチェックする方法です。例えばこちらが3日寝ていない激しい勤務のなかで深夜にERを訪れた自分の祖母くらいの年齢の女性さんに対して、自分は祖母を診察するのと同じくらい丁寧に診察ができているのかどうか、などと考えると、それと違った雑な対応をとっていないかなどのチェックになると思います。

②医学生の自分を後ろに置いておくメソッド

医師になった自分に、まだ現場でスレていないピュアな、一般の方に近い視点の医学生時代の自分が後ろで見学していて、その見学生の自分を失望させてない、恥ずかしくない診療や接遇をしているか、ということを考えながら診察にフィードバックをかける方法です。僕自身、疲れ切っているときはこのような方法で、接遇にブレがないかをチェックしています。おすすめですよ。

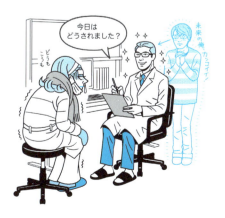

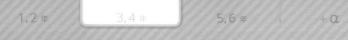

4

ハイブリッド思考で
基礎医学の
学習効率を高める

基礎医学と臨床をリンクさせる

臨床医学を学ぶようになって、**「もっと基礎医学をしっかり勉強しておけばよかったな」**と思うことが多くなりました。

臨床医をめざす多くの学生にとって、基礎医学の知識が臨床でどう必要になってくるか、各項目の臨床的意味が不明確なまま次の科目に進んでしまう・進まざるを得ないくらい密なスケジュールになっているのが現状です。そのために、**どこに力点を置いて学べばよいかがわからない**……という経験は多くの皆さんにあるのではないでしょうか。

そうですね。僕も3年生の後期から臨床医学の講義が始まって、2年生のときに丸暗記していた生化学の代謝経路や薬理学の作用機序が「こういうふうに臨床で役立つんだ」というのがわかったことで、自習・復習の意欲がわいてきました。

僕は、将来スポーツドクターになりたいという気持ちがあったので、解剖学は他の科目よりはるかに興味をもって勉強できました。

それはすばらしいですね。

例えば首や肩の損傷がどういうアクシデントではどのような症状として現れるか。筋の起始・停止や、腕神経叢の枝の走行とその支配を知らないと、わからないわけですからね。スポーツドクターになりたいと思って解剖を勉強すれば、なるほどと思えますよね。小児科医になりたければ、生化学の代謝経路を勉強するときはすごく燃えるかもしれないし。

じつは諸外国では、基礎医学のテキストでも臨床医学と関連づけて内容が書かれてあることが多い印象です。僕は2年生のときに、当時受験する気はなかったのですがUSMLE（米国医師国家試験）の問題集を解いてすごく楽しかった記憶があります。自分が2年生で解けるはずがないだろうと思いながら臨床の問題を解いてみたのに、読んでみると、問われているのが解剖の知識だったりして、大学で教わる基礎医学の意義を実感できたからです。

同じ知識を基礎からと臨床からと2方向のアプローチで学べるのは理想的で、こういった「基礎臨床統合学習」へカリキュラムを変えようと動きがまさに現在進行形で進んでいます。ですが、基礎医学の講義は多くは基礎医学の講座の先生が担当なので、どうしても臨床の話題は手薄になりがちだと想像します。

基礎医学は基礎医学で、日本の基礎研究を支える教育として非常に大事だと個人的には思いますが、一方で臨床と基礎という軸をバランスよくミックスして導入できるとよいかもしれません。

臨床講義を学んだ学生とまだの学生、例えば4年生と2年生が教え合ったりするのは、すぐにできる効果的な勉強法かもしれませんね。

僕は大学の寮で、実際に**他の学年とちょっとしたことを聞き合ったりする**んです。そうすると、上級生は自分の知識を確認できるし、下級生としては上級生がどんなことを勉強するのかわかって、勉強の道標になるんですよね。

僕のいる大学でも、例えば解剖実習の前には**先輩が予習をしてくれたり**して、すごく勉強になるんですよ。

最後のところで話題になりましたが、学生が学生を教える、例えば上級生が下級生を教えるというような教育の対流が学生内でもあると、非常によい教育効果があると思います。

「2 医師の仕事を知る」（48ページ）でも書きましたが、教育に携わることは"教える"側にとっても大きな見返りがあります。実際、僕も医学生のときに解剖学のティーチングアシスタントして後輩たちの指導に参加した経験は、自分自身の解剖の知識の純粋なブラッシュアップにもなりましたし、臨床学年になってからは「なぜこの構造が重要か」ということを系統解剖を通して改めて理解することにもなりました。下級生にとっては、すぐ上の、"どこで後輩がつまずきやすいか実感をもって知っている"上級学年の学生から教えてもらうことで理解が早まりやすいですし、しかも学年が近いのでさっと聞きやすい、そしてひょっとしたら試験のポイントも教えてもらえるかもしれない（当然/笑）というように、全体的な教育的効果もより高くなる可能性があります。

ティーチングアシスタント以外にも、この学生だけの学年縦断式の教育の試みは、成功しているケースが最近よくみられます。例えば、全国に散らばる大学横断型・学年縦断型の医学生同士のさまざまな勉強サークルや、学内の勉強サークルがしだいに拡大して、若手の指導医などを巻き込むムーブメントを起こしているということは、これらの勉強会が大学の正規カリキュラムを離れて付加的な教育効果があることを示している可能性がある、と言えそうです。

病態生理は絶対役に立つ

僕はUSMLEのSTEP1の問題を解いているんですが、臨床問題で生化学や病態生理を答えさせるものが多く、基礎と臨床のつながりが感じられてすごくおもしろいです。

頑張ってるんですね！ **病態生理**を勉強して分子生物学レベルまで病気を深く知ることは、**疾患の理解に奥行きを与えます**。

他の学問と一緒で、医学はどこから勉強しても突き詰めれば、「あっそういうことか！」というふうに、知識と知識がつながって豆電球が頭のなかでピカッとつくような瞬間が訪れます。この体験をくり返すと、目の前の患者さんに役立つばかりではなく、後輩に何かを教えるときも非常に役立ちます。

　よく理解しているということは、結果として頭のなかが整理されているということで、教えるときの説明もクリアカットになっているから、後輩の理解も得られやすいことになります。一度この快感？を知ってしまうと、だから勉強はやめられない、となります。そうなればしめたものです。そして、この医学という領域は、一生勉強しても決して飽きない、底知れない魅力にあふれたものだと、個人的には感じます。

お得な英語の学び方

海外の医学生と話していたときに、日本人医師が海外では全然通用しないのは日本の医学教育は日本語中心で、レベルが低いということではないのか？と言われて悔しい思いをしました。英語で医療できるかと言われたら、それは難しいですけども…。

えっ、そんなことがあったんですね。

日本人の医師の誰もが外国で医療を行うわけではないのでそれは極論だと思いますが、来日する外国人に対応しなければいけなくなったときだとか、意欲のある人が勉強できる環境は身近にあってほしいですよね。

私は、日本語ですら勉強がままならないのに英語までは頑張れない、要らないだろうと思っていましたし、それで許されていました。でも結局、**いざ日本語の教科書に書いていないことを「もっと知りたい」と思ったとき、英語は絶対必要だと気づかされる**んですよね。先生が「英語も一緒に覚えた方がいいよ」と言っていたのも納得です。

英語を語学として学ぶのもいいですが、やはり普段の講義から専門用語は英語で覚えていく方が望ましいのかもしれません。

英語には「読む」「書く」「聞く」「話す」がありますが、**医学では「読む」「書く」は必須です**。医学英語は日本語と1対1で確実に対応する言葉がありますから、意外に心配するほど難しいことはないと思いますよ。

英語を「読む」

「読む」であれば教科書を英語にすれば、医学の勉強も英語の勉強もできて、しかも日本語の教科書より安いですからメリットだらけです。

英語を「書く」

「書く」には間違いなくハードルがあって、日本発の英文医学論文数が激減しているのもその1つの現われでしょう。でも、「書く」も努力次第です。一番手近なのはケースレポート（症例報告）ですが、学生はケースをもっていませんので、どうするか。臨床実習で診察した患者さんについて、興味深い症例であれば書いてみるというのはよい考えだと思います。

実際に僕のところに見学・実習に来た学生も興味深いケースに当たったときはケースレポートを書いてもらっています。それがどこかの国際誌に掲載されれば一生の業績にもなるので、早いうちから挑戦してみるのがよいと思います。

英語を「聞く」

「聞く」は難しいですが、海外の医療ドラマや、字幕付きの動画、例えば映画やTEDを視聴するだけでも気軽に学べます。英語字幕の出るものがおすすめです。

英語を「話す」

あとは「話す」です。来日する外国人も増えていますから、「英語で診療できます」と言えれば就職のアドバンテージにも（きっと）なりますよね。純粋に英語を話す患者さんには感謝されますし、何だかカッコいい気もします。

英語診療の勉強で一番手っとり早くてシステマティックなのはUSMLEのSTEP 2 Clinical Skills（CS）です。この内容を勉強すれば、会話の表面的な型を身につけるには十分なスタートです。それ以上に英語を身につけ、もし自分の得意にしたいのであれば、海外留学が一番でしょう。「話す」は相手がいないとできません。

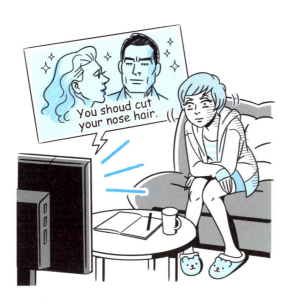

医学英語の意外なメリット

　医学英語の意外な用途として、日本で患者さんの前で言いにくい言葉をさっと共有しなければならないとき、医学英語で話せば"隠語"のように機能することがあります。患者さんがその医学英語の意味を知っていれば話は別ですが…。

英語を学ぶには留学するのが手っとり早いと思いつつ、どうしても金銭的なハードルを感じてしまって…。

JMEF（日本医学教育振興財団）が提供しているような、6年生対象で1カ月間のイギリス医学部留学の派遣など、サポート付きの医学生のための留学プログラムもありますし、その他にも世界のいろいろな大学が独自に受け入れを行ったりしてもいるのでおすすめですよ。

留学に行ったほうがよいか、行かないほうがよいか、という質問を受けることがありますが、「絶対に行きたくない・または行くことができない」というのでなければ、ぜひ行ってみたらよいかな、と僕は思います。

少なくとも、日本において積み上げてきたいろいろなことはおいといて、みんな一直線上に並んで公平に試される、という環境は日本にいたら得られないものです。自分たちが想像できないような文化圏の人々に出会うことで考え方の刺激も受けますし、またその文化との接触・衝突で自分自身に新しいアイディアが生まれることも多いです。そのような環境で外から自分たちの日本の文化を見つめ直すことで、自分たちのアイデンティティに新たな発見や愛着が生まれることも多いです。

海外に行くタイミング

目的が臨床にしても研究にしても、さまざまです。それぞれの人が違ったタイミングでライフイベント（ご両親のこと、結婚や出産のことなども含め）があるでしょうし、今だ！と思ったタイミングで留学の勢いに乗れるかどうか、ということも大事だと思います。

僕も海外に行くタイミングはどこか思い切って決めた気がします。多くの人は、勇気のいる行動をやるかやらないか躊躇してしまうと、そのうち言い訳をつくってやらなくなってしまうものです（やらないほうが安心で楽だから）。もちろんその方がストレスもなく安定はしているのですが、安定だけでは成長も飛躍もチャンスを逃す可能性があります。多少いばらの道でもチャンスがあるのなら行ってみたい、という夢や希望があれば、勇気を出して進んでみる、という後輩の気持ちを僕は応援したいなと思います。

医学を母国語で学べるということ

「タイ人の留学生がいたのですが、同じアジアでも日本と違って医学を英語で学んできていることに気づきました。医学用語の自国語化がされていないからです。日本では誰もがわかる日本語で医学を、少なくとも基本的なことは学べる。でもタイでは違う。これはすごいことだと思います」という意見がありました。

なるほど、一理あると思います。しかし、必ずしもすばらしいかどうかについては「？」です。というのも、もともと西洋医学は世界的に使われているものなので、現在の公用語である英語で勉強することは、世界の標準的な医学知識や文献に当たるときに言葉のギャップがなくスムーズだからです。英語から日本語に変換して患者さんに説明することは医師がやることになりますが、その負担を補って余りあるメリットを感じます。

僕自身は帰国子女でも何でもありませんが、幸か不幸か「英語の本で勉強するように」、という愛媛大学のある先輩の言葉と、それ以外の教科書の幅広さ、価格などから英語のテキストを選んでいたことからあまり抵抗なく英語で医学を勉強するようになりました。また、英語文献と日本語の文献では、発行される種類や数が桁違いです。そこで「英語だから」といって英語文献を読まない、または遠ざかるというのでは、世界の医学からも遠ざかることになり、結局取り残されることになります。それはもったいないかも、と僕は思います。

イノベーションは身近なところから

新しい医療機器が開発されたりするときに、全く別分野の技術が転用されていたり、職人さんの技術が不可欠だったり、という事例をよく目にします。**そのようなイノベーションを起こすには、どのような分野にアンテナを張っていればいいのでしょうか？**

イノベーションというのは、**ある分野の近くに接した領域で起こるもの**です（図2）。

また、医学・医療にイノベーションを起こしたければ、研究、統計、経済……距離に差はありますが、違うところにある学問では当たり前の概念を自分の領域に取り込むとよいです。何を選んでもよいと思います。例えば音楽を勉強すれば、音響学の理解や鍵盤や弦の運指の訓練を通して、打診の技術にイノベーションを起こせるかもしれません。

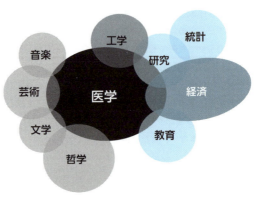

図2　医学と近くに接する学問

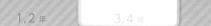

5

臨床医学をテスト勉強で終わらせない〜国試対策をうまく使う！

体験＝知識×1,000

基礎医学の勉強は好きだったのですが、3年生の後半から始まった臨床講義が病気の各論で、病名を羅列して個々の疫学や原因を細かく教えられるのが1日6時間毎日続く……それに馴染めませんでした。

興味はあるんです。でも、現実味がないと言うか……。**先生は「これは医師国家試験に出るよ」としか言いませんし。**

「過去問 based learning」 なんて揶揄されたりするくらいで、何のための勉強か、何のための暗記か、本当にわからなくなります。先生も「試験にはここを出すから覚えておいて」という感じなので、なおさらです。

なるほど。たしかに、重要な疾患は変わらないのでそこが必ず試験に出る、というのは事実なんですけどね。

それで、自分なりに病院見学をして現実の患者さんと座学の知識を結びつけようとしました。

それでも満足できず、医療ボランティアに行き、医療の不十分な現場で初めて「お腹が痛い」と訴える患者さんを前にして自分で考えたり、判断しなければいけなくなって、ようやく勉強の意味が実感できたところです。

| 1,2年 | 3,4年 | 5,6年 | +α |

その感覚はよくわかります。わたしも山の診療所に行ったとき、身近で、しかも医療資源が少ない環境だからこそ、そこで働く医師の話はなんとか医学生でも理解できるレベルで、とても勉強になりました。

低学年のときの臨床体験って、経験がないからこそ印象深くて、後々モチベーションになりますよね。1年生で病院実習をさせてもらったときは、まだ解剖も学んでいない私に「ここが上行結腸で、こっちが横行結腸で……」と積極的に教えてくださる先生がいて、すごくためになりました。

疾患の各論の講義スタイルについては私も疑問を感じたことがありますが、実習が始まり、患者さんを本当に診られるようになって、苦にならなくなりました。**実際に「診る」**ことは大事ですね。

みんな、アツい議論でいいですね。年月が経つごとに医学知識が10倍、100倍と指数関数的に増えてきているなかで「卒前医学教育は6年間」という時間的制約は何十年も変わらず、各論的な知識面まで講義ですべて網羅しようとすると無理が生じるのはやむをえないと思います。

時間的制約がある、という中で僕も考えました。必要なことはたしかに教科書に書いてあるんだから、教える側も知識の伝達ではなくて、考え方や価値観の共有、そして自分自身のリアルな経験を共有するといったスタイルに教え方をシフトすればいいのではないか。

時代によらずその原則論はそれほど変わったり量が増えたりするのではないので、むしろ**教えるのは知識ではなく考え方ではないか**と気づいてこの数年そのような教育を実践するようになりました。

ベッドサイドラーニングの充実を期待する医学生の声は本当に多いです。

体験を増やすための勉強会、「とらのこ外来」

例えば、医学生への講義では単に教科書的な説明よりは、臨床の具体例も交えて「みんな聞いてくれる？ この前こんな患者さんが、こういう感じで病院に来て、こんな病気だったんだよ。このときに重要な考え方はね…」と話すと、みんな真剣に聞いてくれる気がします。

でも学生さんにとっては、それだけではなかなか臨床の実感もわかないかもしれないので、自主的に勉強会をしたり、どの科でも、上級の先生方にお願いして現場に足を運んでみたりして学びを補完するのがよいと思います。

そのような声があることは僕もよく知っていたので、2016年4月からスタートした獨協医科大学の総合診療科では、学内・学外から臨床学年の学生さんを応募して「とらのこ外来」という名前で救急現場の前線に立ってもらって実際の現場を経験してもらっています。実際に参加された学生さんの声を聞くと、「現場での考え方は、授業で勉強したり自分で勉強したりするよりずっとスピードと多様性があり、早くから現場で学ぶ方が、どう学ぶべきかの方向性がわかってよい」というような意見に集約される印象です。

「とらのこ外来」の原型は水戸協同病院という茨城県の病院を中心に、総合内科医の徳田安春先生とはじめた「闘魂外来」という

イベントです。こちらも、イベントの話題性と内容から全国的に流行しました。

臨床につながる知識の考え方

　上にも書きましたが、やはり臨床の知識をどのように考えて運用するか、という部分はなかなか本にも書かれていないことです。ここが、現場の臨床医が学生へ伝達すべき、本に載っていない重要な知識だと思います。

　一方、学生さんたちはその部分をどのように考えていくか、ということに関心をもつような勉強をするとよいと思います。そのために、例えば

● **臨床実習前：**
自主的に症例の問題集をやってみて、その1つの症例をじっくり読んでみる。いきなり最後まで読むのではなくて、次の段落を隠しながらここまでで自分ならどう推論していくかを考え、それから隠した部分を見て、自分の考え方と比較してフィードバックにする。そこでいろいろ調べてみて、やっぱりわからなかったら先生にその考え方を聞いてみる

● **臨床実習中：**
実習で実際に出会った患者さんで、最初はどのような症状でその病気が始まって、そのとき医師はどのように考えたか、考えればよいかなどを上級の先生に訊いてみる

というのはとても有効な勉強法だと思います。

　なお、この項のタイトルは「体験＝知識×1,000」としましたが、それは、体験は机上で学んだことよりも五感で学んでいるので、ずっと実感をもって学べるよ、というメッセージです。

診断学導入
〜まずは「キケン」なものと「コモン」なもの

僕の大学では疾患ごとのレクチャーはあっても、**鑑別診断はカリキュラムに皆無**で、体系的に勉強する機会がありませんでした。それにもかかわらず「鑑別を挙げて！」と急に言われることもあり、患者さんを診るうえで必要なことだとみんな思いながらも、訓練できていない現状です。

僕も大学ではあまり教えてもらえませんが、**診断を勉強したい気持ちは強いです**。学生としてどこまで必要かはわかりません。でも、勉強サークルで鑑別診断のスキルを身につけようと相談しています。

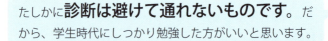

たしかに**診断は避けて通れないものです**。だから、学生時代にしっかり勉強した方がいいと思います。

ただ、どのように勉強したらいいのかわからなくて……。

地域医療志望で、研修医1年目で外来もできるようになりたいという目標があるので、私は診断を頑張って勉強しています。症例集を読んだり、大学の先生にセミナーを開いてもらったり、鑑別を挙げ合う勉強会を開いたりしているんですけど、じつは**手が広がりすぎて身についている実感がありません**。

大学の講義だと、消化器疾患なら消化器の先生が教えてくださるんですよね。でも、本当は総合内科の先生が教えてくだされば、もっと広がりを意識して、他の疾患と関連付けて学べると思うんです。消化器の先生は診断の専門家ではないので、狭く深くなりがちで……。

後でも述べますが、鑑別診断を挙げるだけであれば、病気の詳細がわからなくてもよいので極端には1年生でもできるかもしれません。「胸が痛くて死に至る病気は？」くらいの大きな括りで5個くらいあげるとか、その感じからでもいいですね。でも、現状は5年生でもこれができるかあやしいですよね。

正直に言って、そうですね…。

ただ、「疾患を病態から理解することが最も大事で、単に症状からパターン認識のように診断名を挙げるというのは**クイズのようでよくない**」という意見もあるかもしれません。

その感覚は僕も賛成です。一方で、臓器別で疾患各論型の教育だけだと、患者さんが実際に受診する側から見る、症候論的アプローチをする教育の機会があまりありません。**症候論的アプローチは診断のプロセスで非常に効果的**です。その意味で、最初は原始的なパターン認識という手法で症候論を学んでいくことでも、診断を学ぶ入り口として有効だと思います。

もちろんパターン認識だけでは限界があると思います。**要は診断の力を伸ばすことが大事**なので、複数のアプローチでバランスよく伸びていくのがよいと思います。

医学の勉強に終わりはないように、診断の勉強にも終わりはありません。研修医になったとき最低限求められる診断のポイントは、

①危険な疾患を見逃さない
②よくある疾患を必ず疑う

の2つです。危険な症状って、じつはあまり数が多くありません。頭が痛い、胸が痛い、息苦しい、意識がない……などせいぜい20個くらい。医学生のうちは、それぞれに危険な疾患を少なくとも頻度が高い3個や5個を整理してぱっとあげられるようにしておけばまずはよいと思います（**表2**）。病名だけなら、医師国家試験の出題範囲でも十分だと思います。

診断学の学び方

もう少し具体的に言うと、例えば「頭が痛い」だったらクモ膜下出血、細菌性髄膜炎という2つの危険な疾患は押さえたい。医師国家試験にもよく出てくる病名です。そこで症例集のような本をくり返し読むと「パターン」として理解できるようになります。それで飽き足らなくなったら、この2つの疾患とちょっと違うケー

表2　覚えておきたい「危険な疾患」（それぞれ代表的なもの4つずつ）

胸痛	急性冠症候群、大動脈解離、肺塞栓症、緊張性気胸
腹痛	消化管穿孔、急性膵炎、子宮外妊娠破裂、上腸間膜動脈血栓症
頭痛	くも膜下出血、脳出血、急性閉塞性隅角緑内障、細菌性髄膜炎
腰痛	腹部大動脈瘤破裂、悪性腫瘍骨転移、椎体炎、膵癌
意識障害	低血糖、薬物中毒、尿毒症、脳炎
発熱	敗血症、白血病／リンパ腫、膠原病、血管炎
呼吸困難	上気道閉塞、心不全、気管支喘息、肺塞栓症

| 1, 2 年 | 3, 4 年 | 5, 6 年 | + α |

スに出会ったとき、では何だ？ と考えることで3個目の鑑別を身につけることができます。このように段階を追って鑑別を増やしていく、というやり方もあります。

　最初からすべてを網羅しようとすると、きっといっぱいいっぱいになってしまうと思います。「この症例の『頭が痛い』はクモ膜下出血、細菌性髄膜炎のどちらか？ どこがこの病気に合うところで、どこが合わないところか？」というところから議論する勉強会など、入門に最適だと思いますよ。もう1つ例として、「胸痛」で考えるべきものをあげておきますね。

例：胸痛の場合（代表的なもの）

①危険な疾患	②よくある疾患
・急性冠症候群	・前胸壁症候群（肋軟骨炎など）
・急性大動脈解離	・下部肋骨症候群
・肺塞栓症	・外傷
・緊張性気胸	・パニック障害
	・胃食道逆流症
	・自然気胸
	・胸膜炎

　上の話は、主訴（最も中心となる症状）が明らかにわかりやすいもの、という前提での話です。実際の現場では、主訴がそもそもわからない、とか、主訴が複数ある、とか、そもそも症状かどうかもわからないようなあいまいな訴えで患者さんが来ることがあります。しかもその訴えがじつは危険なサインだった、ということはよくあります。このようなケースは難しいですが、こちらが何年目の医師だろうと出会うときは出会います。それには上の訓練方法では対応できない、という不安は、最初はおいておきましょう。そのようなあいまいだったり複雑だったりする症状は、次

のレベルでしっかり訓練することです（僕のいる獨協医科大学病院までお越しいただければ、いつでも教えますよ！）。まずは、典型的でよくあるものをしっかりと、手を広げすぎずに地道に押さえていくほうが、結局回り道をせずに安定した基礎のうえで学んでいけることになります。

鑑別＝テイスティング？

　僕はワインが大好きなのですが、ワインのテイスティングは鑑別診断の思考過程にとてもよく似ていると思います。赤ワイン、白ワインと基本のぶどうで有名なものはそれぞれ10品種ずつくらいあるとして、そのなかでいわゆる基本3品種というのが有名です。例えば日本ソムリエ協会主催のワインソムリエ（エキスパート）の試験で問われるのも基本の赤・白の3品種が中心です（赤はピノ・ノワール、カベルネ・ソーヴィニヨン、シラー／シラーズ、白はシャルドネ、リースリング、ソーヴィニヨン・ブラン。ちなみに最近は変化球の問題も多いです）。ワインの場合は見た目の色調、香りの種類（樽香があるか、どのような香りが中心か）、味わいはどのようなものが中心か、などの総合的判断で、例えばこれはフランスの、おそらく鉄分を多く含む粘土質の多いジュヴレイ・シャンベルタンのエリアでつくられるようなピノ・ノワールだ、年代はおそらくそれほど古くはないだろう、というように絞り込んでいきます。

　熟練者になると、このように基本の3品種は…などというところが入り口にはならず、もっと別の要素に注目して、そこからズバッと本質に迫るアプローチだと思います。これは診断の世界でも同じです。しかしまず、医学生が訓練すべきは、まさにこの基本3品種の特徴のように、基本となるような押さえるべき重要疾患の病像を確実に捉えることだと思います。

1,2年　　3,4年　　5,6年　　+α

PBLを使いこなす！

実習より前にPBL形式※7で主訴から臨床指標まで学ぶようなカリキュラムがあったんですが、**どうしてもイメージが湧きにくく**、実習を経験して意欲の高まった5年生や6年生のときに経験したかったな、と思いました。

PBLって、クイズ大会みたいになりがちじゃないですか？ アプローチを学ぼうという意識があまり感じられないんです。

なるほど、そうなんですね。

　こちらも、先に書いたような主訴からの勉強会の場としてはよいチャンスだと思います。たしかに、実際にその患者さんを診察するわけではないのでイメージが湧きにくいということはよくわかります。イメージが湧きにくい理由にはいろいろあるかもしれませんが、よくある理由の1つに、そもそも何から始めてよいかわからない、ということがあります。

※7　PBL（problem based learning）とは、1969年にカナダのMcMaster大学ではじまった教育手法で、医学生が自己主導学習・自己評価能力を身につけ、学んだ基礎医学知識を実際の患者に応用でき、医学生が医療チームや患者とよい関係を築くことができるようになることをめざしたものである。
具体的には、臨床に即したシナリオを少人数の学生グループで討論し、患者の問題を解決するために必要な知識や考え方を学生自らが考え、見つけながら医学を習得していく。
これにより学生のモチベーションがあがり、現場に即した力や知識の獲得や問題解決能力、コミュニケーション力が涵養されることが期待される。

そこでつまずかないために、先程記載した、①危険な見逃してはならないもの、②コモンなもの、の鑑別を考えながら、調べるべきことを調べていくという軸でPBLを進めていけばよいかもしれません。ここに現場の臨場感や実際の考え方をヒントとして、PBLを魅力的に演出するのがファシリテーターである先生の仕事かなとも思います。

PBLのクイズ大会化を防ぎ、使いこなすこと

まず、最初の患者さんの情報から鑑別疾患を挙げます。その鑑別疾患に基づいて、どのような症状や所見を調べるかをリストアップします。

次の段階の情報がオープンになったら、その得られた情報をもとに鑑別を絞り込んでいきます。得られた新しい情報からさらに別の鑑別が挙がることもあります。

ステップごとにあげた鑑別疾患、そしてすべきだと考えたことを記録しておきます。情報が新しく開示されるにつき、自分が調べ漏らしていた情報、またやはり訊いておいて重要だった情報などをもとにシナリオを進め、最終的な診断にたどり着いた段階で（当たった、外れた、ではなく）、今までの自分の思考プロセスに改善点がないかを、各ステップごとに記録された自分の鑑別疾患リストと診断のプランを振り返りながら整理して情報をピックアップします。

このようにして、自分の思考過程・診断のプロセスを標準的なものに仕上げていくと、PBLを診断の力を養う機会として使いこなすことができます。

| 1, 2年 | 3, 4年 | 5, 6年 | +α |

国試対策でそのまま診断力も磨くには？

医学部の6年生ってかなりの時間を国家試験対策に費やしますけど、**試験が終わったらすぐ臨床が待っているのに、それでいいのかなって不安になる**んです……。

国家試験は病気の典型例を覚える教材と捉えると、すごくいいと思うんですよ。自分で診断するとしたらどうなるかな、という目線で問題を解くと、単に試験の勉強というよりも有用になるのではないでしょうか。

「この問題は腹痛で明らかに虫垂炎だけど、もし虫垂炎じゃなかったらどんな可能性があったかな」と自問しながら解いていけば、すごく勉強になります。そうでないとただの各論になってしまって、実際に腹痛の患者さんに出会ったときに困りそうです。

そのとおりですね。「目の前のものを最大限利用する」という考えは大切です。国家試験は現場の臨床思考力を問うものが増えてきたので、よい題材になると思います。

　国家試験の問題を診断の勉強に活かすのは、医学生にとって身近な題材ということもあってよいチャンスだと思います。どのように勉強するか？　もし僕だったら以下のようにします。

①ラインマーカーをもって、問題文でこれは診断に重要な情報かな？と思ったキーワードにすべてラインマーカーを引いていきます。

②ラインマーカーを引いたものを縦に書き出して、それぞれのキーワード項目の右に矢印を引っ張って、考えられる病態や疾患、鑑別グループを書き出していきます。

③そして、その書き出した鑑別疾患のそれぞれに、現時点で何か追加で聞き出さなければならないこと、または調べなければならない検査などを追加で樹形図のように追記していきます。

　実際に解答や解説を見たときに、それでは実際の正解がこの解答で、そこにたどり着くためにどのような思考回路で国家試験の解説が展開されているかをみることで、自分の学習到達度にあと何が必要だったかということがわかると思います。

　実はまさにこの行動が、プロブレムリスト（患者さんが困っていることのリスト）をつくってそれぞれの鑑別を整理する行動です。これをすべての問題（国家試験なら臨床問題）でやっていけば、非常によい勉強になると思います。この過程に教員の先生からのフィードバックは介在しませんが、国家試験問題の解説がよい先生になってくれると思います。というわけで、国家試験も診断の勉強に役に立つと思います。

　もちろん、この形式の勉強に教員を交えてもOKです。実際、獨協医科大学では希望の学生には、僕が一緒に国試の臨床問題を解き進めて、彼らに解説したりしています。

| 1,2年 | 3,4年 | 5,6年 | +α |

疾患のタテとヨコ：
「病気→症状」→「症状→病気」

僕の大学にはないのですが、**「症候学」**という講義がおもしろいと言っている友人がいました。どのような学問なのでしょうか？

病気ではなく症状から見てどのような病気を考えるか、という学問です。

症候学からの訓練は現時点の医学教育には何倍もの時間が必要と思います。というのも、現場で研修医を指導するとき卒業時点の学生（研修医）の理解度を見ると、彼らのそれが現場で機能するにはとりわけ不足していると感じるからです。

病気→症状というのは、各論を扱う各科の授業でよいと思いますが、一方、症状→病気というアプローチは、臓器別の科の講義や教育では扱うのに困るかもしれません。

仮に症候学という授業があったとしても、実際のところは普段から「どのような症状でも診る」というタイプの、間口の広い診療を行っている教官でないと教え方に偏りが出てしまい、どうしてもどこかの領域に偏ってしまうのではないかと思います。

例えば病気（病態）→症状を縦のアプローチとすると、症状→病気は横のアプローチというような関係です。どちらのアプローチ

表3 平成28年のコアカリキュラムに記載されている37症候（症状）

発熱	全身倦怠感	食思（欲）不振
体重減少・体重増加	ショック	心停止
意識障害・失神	けいれん	めまい
脱水	浮腫	発疹
咳・痰	血痰・喀血	呼吸困難
胸痛	動悸	胸水
嚥下困難・障害	腹痛	悪心・嘔吐
吐血・下血	便秘・下痢	黄疸
腹部膨隆（腹水を含む）・腫瘤	貧血	リンパ節腫張
尿量・排尿の異常	血尿・蛋白尿	月経異常
不安・抑うつ	もの忘れ	頭痛
運動麻痺・筋力低下	腰背部痛	関節痛・関節腫張
外傷・熱傷		

も大事で、片方だけだと診断の力の訓練には不足かもしれません。

　例えば、平成28年の「医学教育モデル・コア・カリキュラム」に記載されている症状は**表3**の通りです。この37の症候・病態のなかから症状をとり出して、自主的に前述のように危険な病気をあげられるようにして、それぞれがどんな病気・病状・疫学・治療などかを深めてみる勉強などをしてみるのも勉強になると思いますよ。

| 1,2年 | 3,4年 | 5,6年 | +α |

教科書や論文ってなんで大事？

臨床医学の学習が進んで、症例に触れれば触れるほど、病気についてもっと詳しく知りたいと思うようになりました。「ハリソン内科学」のような**教科書レベルの知識まで一通り身についていれば、臨床で通用するでしょうか？**

教科書を調べるのはとても大切だと思います。教科書には**書かれるべき基本事項が過不足なく網羅されている**からです。また、教科書によっては（例えば「ハリソン」など）、典型例ではないがこういう場合もある、など**現場でのリアルな患者像を知る**ことができる記載もあったりして、このようなところがじつは1番勉強になります。

一方、いろいろな医学部の学生さんと話していることをまとめると（偏っている情報かもしれませんが）、最近は教科書は買わずに、国家試験のビデオ講座や参考書で勉強が完了するというのが一般的なようです。

たしかに国試対策はそれでもよいと思いますが、**国家試験対策だけで勉強すると、試験対策にクリアカットな視点を学ぶことになる一方、疾患の臨床像や病態生理など柔軟性のある生きた臨床を学ぶことにはなりません。**

おそらくこの点が教科書と試験対策の本が違うところと思います。

例えば鑑別診断ではどのようなポイントが重要か、臨床的にはどのような所見に注目するか、この症状や所見はどれくらいの頻度で診られることがあり、どれくらいの頻度でみられないこともある、などいかにも臨床の香りがする本こそ、皆さんが読むべき「医学書」であり、その最たるものが教科書じゃないかな、と思います。

基礎医学であればガイトン（生理学）、ハーパー（生化学）、ネッター（解剖学アトラス）などの成書、内科はセシルかハリソン、内科専門科ならブラウンワルドやケリーやウィリアムス、外科ならサビストンなど、教科書に戻って調べるのがよいと思います。

教科書以外に見ておくべきものはありますか？

UpToDate® のようなオンラインリソースは実用的にも現場で使うので慣れておいた方がよいと思います。

また、レジデントノート、Gノートのような**研修医がよく読む雑誌**も参考になりますよ。

レジデントノートやGノートなどは研修医向けの教材ではありますが、よくまとまっていて学生でも手の届く範囲だと思います。こんなに易しく噛み砕いてくれた情報源があるのは日本くらいです。米国でもここまで多数はありません。

でも、だからこその危険もあります。いつも、もともとの一次的な情報をかみ砕いて整理してまとめたもの（2次情報）だけですませてしまうことに慣れきってしまうと、より詳細でケースバイケースの判断が必要になったとき、詳細の判断ができなくなる可能性があります。また、ざっくりした部分はわかっても、まとめられる過程で抜け落ちてしまう一次情報の、じつは重要で詳細な部分を無視した粗い判断しかできなくなってしまうかもしれません。

その粗い判断は大体の妥当性がありますが、本当に目の前の患者さんに「そこに書いてあるから」というだけで適応するには、デリケートな症例では役不足になってしまうこともあります。

というわけで、一次情報までたどるという考えはしっかりもっておいてください。ここでいう一次情報とは原著論文のことです。

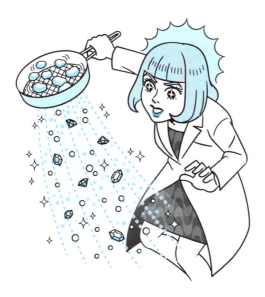

レジデントノートのような情報源はわかりやすく有用で、学生の皆さんも忙しい研修医の方も、ぜひ活用すればよいと思います。

一方で、そこだけにとどまらない、しっかり原著まで戻る習慣も大事だと覚えておいてくださいね。論文の探し方ですが、PubMed、Google Scholar などを使用することが多いです。

とりあえず、医学生の時点では、日々の臨床の疑問なら Pubmed の Clinical Queries、UpToDate®（または DynaMed®）、Clinical Key® などで検索するのがよいかもしれません。このあたりは1つでほとんどの臨床で出会うトピックを網羅しているので便利です。

しかし、このあと進む臨床学年も含め、リアルな患者さんの病像（このようなものを「illness script」とよびます）を勉強するには、質のよい教科書に戻り、そして、もう一歩進めると「症例報告」や「症例集積研究」などの論文も PubMed や Google scholar、医中誌などで丁寧に調べると、一症例の経験が何倍もリッチなものになります。

ちなみに、これら文献の多くは英語です。ちょっとたいへんなことを言うようですが、これからは IT に加え、英語も必須と思いますのでぜひ慣れてみてくださいね。

6

臨床実習の効果を最大化する

臨床実習を最大に活かす方法

臨床実習って、**各科の状況や、教えてくださる研修医の方によってずいぶん実習の質が変わってしまう**んですね。

各科の仕事量は均等でなく、研修医の方の教育熱心さにも差があるので、控室で待機なんてこともあります。回診にもよばれず、ときには「あ、忘れてた」とも……。

臨床実習では受けもちの患者さんがいますよね？ そういうときに診に行くことはできないのですか？

実習が8人で1グループだったので、そのうち1人だけしか行けないんです。

指導医からのフィードバックがなかなか返ってこない、忙しそうで質問がしにくい、という悩みもあります。指導医の監督なしには、病歴といっても医学生の立場で立ち入ったことまで深掘りするのはためらわれてしまいます。

僕の大学も、科によって実習内容や充実度に大きな違いがあり、「実習の目的って話し合われていないのかな？」と思うほどです。手取り足取りから、邪魔者扱いまでありますから。

| 1,2年 | 3,4年 | 5,6年 | +α |

さらに最近だと、実習期間を長くするためにCBTが早められました。OSCEのスケジュールもギリギリまで発表されなかったり、行き当たりばったりなんです。「国際認証を得るためです」と説明されても、学生からすると「なんで今、僕たちが？」という感じで納得がいきません。何のための臨床実習か、もっとしっかり話してほしいと思っています。

実習を「見学型」から「参加型」にしようという動きもあるみたいですが、先輩方にその実感はありますか？

参加と言えば採血くらいですね。現場のチームの1員としてディスカッションをさせてもらえる機会も、十数クールのうち1、2回しかありませんでした。

特に手技は、見学ではわからないことがほとんどですよね。

臨床実習についての不安や悩みはよく聞きます。患者さんのもとに行くことが許可されない、というのはもはや臨床実習ではない気もしますが（笑）、それは例外としましょう。

とはいえ、みんななかなか厳しい現状に直面していることはわかりました。難しいですね…。カリキュラムの改革が過渡期であるにしても、振り回されている学生さん側の気持ちもたしかに理解できます。科ごとにもともとある特性も、また指導方針も違うと思いますし、そこを一律にすることは必ずしも現実的ではないかもしれません。

臨床実習への挑み方

　参加型の実習が推奨され、コアカリキュラムにもそのことが明記されていますが、しばらくこのような臨床実習における状況は全国的に続くことが予想されます。そんななかでもやはり大切なのは、何か得るものはないかとチャンスを伺い、自分ができることがあればどんどん見に行ったり、質問していく、という攻めの姿勢がよいと思います。臨床学年になればなるほど、教育をサービスとして受けるというよりもむしろ自分から進んで獲得しに行くというような能動的な姿勢が（誰もあえては言いませんが）求められるようになることも現実です。現状でベストを得るには行動することが一番早いものです。

　もちろん、完全に整備された教育サービスがあればそれが一番よいのかもしれませんが、恐らくないですし、しかもそれが本当にベストかはわかりません。OSCE終了時点で、現場に出るには十分な資格が与えられているということになっています。ここでリアルな患者さんに直接診察に伺うことができるのです。型だけ習った段階では不安も多いと思いますが、その時点で実際にやってみるほうが、結論からいうと身につくと思います。

　もちろん、実際にベッドサイドに行って手本を見せてもらってからその後自分でやってみる、というのが理想と言えば理想ですが、今後医師になるにつれて、いきなり自分でやらなければならないことも増えてくると思います。現場ではわりとそういうことが出てくるというのが実情と思います（よい悪いは別として）。ですので、やってはいけない、ということでなければ進んでやってみて、フィードバックをもらいに行くという姿勢がよいと思います。

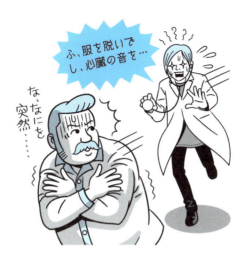

実習中の診察の心得

　では診察に行くといったら、何をすればよいのでしょうか？ 最近、身体診察の本を共著で出した時[※8]の医学生との対話で、「臨床実習で身体診察を勉強したいときにいきなり患者さんのところに行っても嫌がられるんじゃないですか？」と言われました。私の答えは「うん（笑）、きっとそうですよね！」でした。

　いくら相手が医学生とはいえ、患者さんからしたらいきなり初対面の人に服を脱いで心臓の音を…と言われたらびっくりしますよね。というわけで、診察といってもまずはその患者さんと関係をつくる必要があるので、いきなり身体所見をとりに行く前にまず「今回入院に至った経緯を聞かせていただけますか？」などとお話を訊くというのが最初のステップだと思います。

※8 「身体診察　免許皆伝」（平島　修，他/編，医学書院, 2017）

実習で担当することになる患者さんは、基本的にコミュニケーションがOKな人が多いはず（そういう患者さんを担当に選んでいます）。だからその方とラポール（信頼関係）を形成し、信頼を得て情報を得てくることが、身体診察などよりも前に行うべき訓練の最重要事項になります。

受けもち患者さんとの接し方

病歴が頭のなかで映画・映像のように思い浮かぶくらい、1冊の本に伝記としてまとめられるくらい詳しくなって、というのは言い過ぎかもしれませんが、でもそれくらいの理解があってようやく、その患者さんの人生を配慮したケアが立てられるようになると思います。

立ち入ったことまで聞くかどうか…については、ケースバイケースですし、ためらう気持ちもわかりますが、学生医師という立ち位置からはよほどのことがない限りは、（前もって"診察に必要なことなので教えていただきたいのですが"という前振りは必要ですが）踏み込んだ質問も問題がないと思います。もちろん最初は不安でしょうから、そのような場合は指導医の先生に1、2度くらいなら入ってもらってもよいかもしれませんし、それが難しいようなら、そのような立ち入った質問をしてみたいですが、ということを念のために指導医の先生に訊いてみるのが安全と思います。

診断さえつけば治療は教科書どおりで OK？

　学生さんの間で「診断学」がブームです。テレビ番組などの影響も後押ししているかもしれません。診断をバシッと決めることは華やかで、実際に重要でもあることに変わりはありません。一方、診断が定まるまでは地道でしんどい作業が続くことも多いです。

　「診断までが大変ですが、診断が決まりさえすればあとは画一的に治療できますよね」と学生さんから質問を受けたことがあります。皆さんはどのような意見でしょうか。たしかに、各疾患について、治療のオプションはこれとこれ、というふうに教科書に書かれてあると思います。しかし現実はそこまでクリアカットではありません。

　まず、患者さんのバックグラウンドや生活環境でも、治療の選択は変わってきます。さらに、患者さんの基礎疾患に合わせて治療やケアの方針を変えなければなりませんし、また患者さんがどのような環境で治療やケアを継続していくかによっても治療の選択は変わってきます。例えば、入院ではなく通院で治療を続けなければならないとなった場合、治療の経過をどのようにモニターしていくか、何をパラメーターにとらえるかも変わってきます。このようなことはなかなか、医学部では教えられていないことも多いかもしれません。目の前の教科書にも、論文にも答えが書いていないかもしれません。医師国家試験でもそこまでは問われないかもしれません。でも、現場ではものすごく大切なことです。

　「この治療の効果でよくなっているというのは、何を指標に判断すればいいんですか？」という質問は、指導医に対していい意味で挑戦的な質問になります。例えば肺炎なら、熱が下がればいいかというとそんなことはありません。呼吸数の改善やガス交換の機能とか、酸素マスクが不要になるといったことが、大事なパラメーターになります。CRP や白血球などは（私の師匠の青木眞先生の言葉を借りると）炎症の総和を見ていることになり、特異的な治療効果判定の材料とはならず、臨床情報としては補足的かもしれません。

実習の予習は必要？

先生方の臨床実習での教育のモチベーションにばらつきがあるのは、そのまま**学生側のモチベーションのばらつき**が影響してしまっているのかもしれません。

予習を推奨される実習は半分もありませんし、推奨されたとしても予習するかどうかは学生次第です。推奨されていなくても予習する学生は予習したりと、本当に人それぞれです。

そもそも座学の知識に経験をプラスする機会というのが実習ではないですか？ 特別な予習って難しそうですけど…。

なるほど。たしかに、予習はしておくに越したことはありませんが、現場はケースバイケースです。実際の臨床は、特に急性期は予測不能だから、**出会ったものでフィードバックや復習をする方が現実的**だと思います。

　むしろ、出会ったその患者さんのケースに関連することで、疑問点を1つ見つけてそれを突破口に勉強を深めるというのがよいと思います。例えば、今の僕の科に回ってくる学生さんの臨床実習では、毎回トピックになる患者さんから学びのポイントにどのように着目し、そこからどのように学び、明日の患者さんに活かすかの"学び方"を一緒に学んでもらうように努めています。

救急実習の落とし穴

救急実習で心肺蘇生のCAB[※9]は教わりましたが、**ウォークイン**[※10]**対応を経験する機会がありませんでした**。救急車からの対応も**座学だけ**でした。実習と言いつつ、ガイドラインの読み合わせや中毒への対応、輸液などを学ぶ講義しかしなかったんです。救急対応は研修医になったら特に必要な能力だと思うんですが……。

私も、実習は救命処置くらいですね。

そもそも僕の大学は救急を週1くらいでしか受けておらず、タイミングがあえばくらいでした。**救急対応をもっと学びたいと思っている学生は多いはずです**。

わたしの場合は3次救急ばかりだったので、必然的に後ろで見ているしかなく、経験と言えばカルテ打ちの手伝いくらいでした。

これは、大学または外病院の実習で、大学の方針や救急体制にもよるかもしれませんね。

※9 CAB：Circulation（心臓マッサージ）、Airway（気道確保）、Breathing（人工呼吸）の略
※10 ウォークイン：救急外来に救急車でなく、自力で訪れた患者

6 臨床実習の効果を最大化する

　これはあくまで傾向性の問題ですが、例えば僕のいる大学病院周辺の都会すぎないエリアでは、近隣に大きな病院がないということもあり、1〜3次まで、前線の市中病院のようにコモンな症状をもった患者さんがたくさん救急外来に押し寄せます。もちろん研修医もこの診療にかかわります（ちなみに獨協医科大学は「市中＋大学病院」の珍しい環境で、初期や後期研修では、コモンな疾患も、大学ならではの複雑な疾患も両方経験できるというところが売りです）。

　話が戻りますが、大学病院の臨床実習は多くの場合、救急外来よりも3次救急に重きが置かれていることが多いと聞いていますので、いわゆる救急対応は、救急科のローテートで学ぶチャンスは相対的に少なくなる印象です。

　解決策は、
- 外病院（クリニカルクラークシップ）の実習で救急を回る
- 例えば僕達獨協総診がやっている、週末の不定期開催の「とらのこ外来」のような救急対応実習に参加する

などのチャンスを利用するのも手かもしれませんね。

Column

海外で実習、それってハードル高い？

　海外の臨床実習を経験したいという学生さんもいると思います。どうして海外に行きたいかはいろいろなモチベーションがあると思いますが、いろいろなものを見て視野を広げることになるのはとてもよいことだと思います。

| 1, 2年 | 3, 4年 | 5, 6年 | +α |

　海外は、単に遊びに行っても仕事で行っても最高です。自分の知らないことに満ちていて、ときに自分の価値観をより広いものにしてくれることも多いです。学生時代に行くことも、多感な時期だけにとてもよい影響が多いと思います。実際に行ったら行っただけどんどん楽しんで、いろいろな経験をするとよいと思います。ただ、慣れた日本の環境とは違うので勝手が違うことに対する戸惑いも多いかもいしれません。そこで、海外で何か困ったことやストレスにぶつかったとき、どのように対処するかを知っておくことが皆さんの役に立つと思います。

　実際に海外に行く段階になるまでは、なかなか実感しにくいかもしれませんが、私見では以下の４つあたりがとても重要かなと思います。

・違いを受け入れること
・日本人らしさをもち続け表現すること
・堂々とやる事

そして

・どんな状況も楽しんでみること

　この本を読んでいる多くの読者の方は日本人のアイデンティティが基本のはずです。他国の人々からは少なくとも「日本代表」とみられると思います。
　日本は海外に行ってもリスペクトを受けることが多いです。日本という素晴らしい文化をもった国から来たことに誇りをもって、英語が多少苦手でも堂々とやればよいのです。英語が苦手だから、というのが海外に行くメンタルブロックになっていることはよく聞きます。でも、発音が苦手でも、それは「Japanese accent（日本人なまり）」という特徴であって、欠陥や不利なことではありません。もちろん、相手のわかりやすいように発音を練習することは大切だと思いますが、一方で現状を卑下して、自分らしくふるまうことを抑え込むことはないと思います。
　海外では慣れない環境でストレスが多いこともあると思いますが、そんな海外の毎日のなかで楽しいことを１つでも見つけて、逆境を楽しむようになればこちらのものです。ときに大変なときもありますが、きっと後で振り返ったとき（もちろんそのときも！）、きっとよい思い出と明日に活かせる素敵な経験になると思いますよ。応援しています。

1に病歴、2に病歴
（フィジカルはその後で…）

医学生の多くが**問診・身体診察の基本能力を必要だと感じながら、卒業時点で十分に身についていない**、と不安をもっています。

なるほど、わかります。以前、NHKのドクターGという番組に出たとき、番組の進行は再現VTRといわれる患者の病歴を映像化したものを提示しながら患者の症状の原因を探っていくというものでした。これは現場と決定的に違う点があるのですが、わかりますか？

すでに病歴が再現されている点ですか？

よくわかりましたね！そうです。本来、患者の病歴は映像化などされていません。

逆に、そこまできれいに再現できているのは、よく病歴が訊き出せているということになります。

どれほど優れた思考回路があっても、インプットする情報があまり質のよいものでなければ、**GIGO（Garbage In, Garbage Out：ゴミを入れればゴミが出てくる）** とよく言われますが、出てくる結論も妥当ではない可能性があります。

国家試験の問題は多くの場合、診断やマネジメントの判断に必要な材料が過不足なく含まれていると思いますが、その情報すら引き出してこなければならないのが現場です。**病歴を訊きだす、引き出す力はとても重要です。**この具体的な技術の訓練は「診断戦略」という本に書きました。

映像化するくらいに再現できるような病歴をとってくることのできる技術は、どれだけ患者さんの言葉に耳を傾け、注意して、関心をもって相手の話を映像に再構築していくかという意識にかかっています。

その力量の差で、InputがGarbage（ゴミ）になるか、素晴らしい情報になるかが決まってしまうので、これは非常に重要な技術だと思います。

それはどうやって力をつければよいのですか？

患者さんの受診理由やその背景に医師として**偏りなく関心をもち、興味をもって質問をしてみること、そして相手をコミュニケーションの相手としてリスペクトすること**ではないかなと思います。**こちらが決めつけた情報に相手を当てはめて誘導しようとすると、うまくいきません。**

例えば「それは突然な感じの痛みでしたよね？」などと、相手を誘導したり、自分が考えた思考の枠のなかに無理やりその患者さんを当てはめてしまったりすることで情報の歪みや食い違いが生じますし、そうしてGarbage Inになった結果Garbage Outで出た診断はエラーとなり、場合によっては治療のエラーまで引き起こすことになります。

患者さんのストーリーを想像する

　僕のフィジカルの恩師の一人、ニューヨークのMark H. Swartz先生がおっしゃっていたのは、
「患者に従って話を訊きなさい。患者が導いてくれます。」
という言葉でした。

　僕はこの言葉が頭のなかに刻まれていたせいか、関心の赴くまま、「どうして受診されたんだろう、症状がまさに起こったときはどんな状況だったのだろう、何が普段と違って今に至ったのか、普段はどのような生活をしているのだろう」などと想像して、訊いている話を自分のなかで物語として再現しながら患者さんの話の理解に努めています。もし話に理解できなかったり明らかでない部分があった場合は、必要に応じてそこにスポットライトを当てるように質問して、不明な病歴を明らかにしていきます。このようにして病歴を映像化していくのです。そうすれば、Yes/Noで質問して"ついばんで"きたようなチェックリスト型の質問で構成された穴だらけの病歴よりも自然で、かつリアルな病歴が実現で

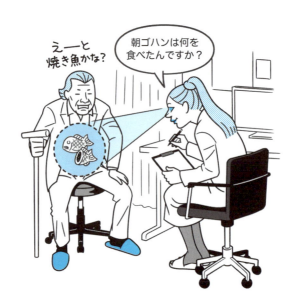

| 1,2 年 | 3,4 年 | 5,6 年 | +α |

きると思うのです。結局、そのように自然な形で病歴を再現できるほうが、患者さんにどのようなことが実際起こったのかということが、明らかにできると思います。

病歴を訊く力のつけ方

つまり、どうやって力をつければよいかということですが、患者さんの話を遮らず（医師が患者の話を遮らずにいる時間はたったの20秒程度という報告もあります）、関心の赴くまま、そして物語を映像化しようと努めて病歴を訊くようにしてみるということに尽きると思います。

しゃべることができる患者さんでは、この病歴をないがしろにして検査を行っても、目標の定まらない検査の乱発に終始する可能性があり、診断・判断の精度は鈍ってしまうでしょう。そのような病歴の後、原因を絞り込むための検査としてのフィジカル、採血、画像検査などがあるのだと思います。

どのような質問のフレーズを実際の現場で使うか、についてここで1つだけ紹介すると[11]、「どんな？」「どうして？」という質問が、病歴を詳しく明らかにするスーパーフレーズかもしれません。

今まで、こういうことはありませんでしたか？ 気になる相手と初めて遊びに行ったとします。相手のことをよく知らないから、カフェに行って相手を目の前にして話題がなくなったときどんな質問をしますか？

あなた「休みの日は何してるの？」
相手　「んーと、映画見たりかな」
あなた「そっか…」
相手　「…」

---

[11]　詳細は「診断戦略」（志水太郎／著），pp83-122, 医学書院，2014

んー、これはあまりよくない展開です（笑）。

ではどうすればよいでしょうか？ スーパーフレーズを使ってみましょう。

あなた「休みの日は何してるの？」

相手　「んーと、映画見たりかな」

あなた「例えばどんな？」

相手　「えーと、"ラ・ラ・ランド" とかかな」

あなた「へぇ…（えーと、知らない）」

相手　「…」

いい調子！ でも、もう一歩ですね。ではどうすればよいでしょうか？

あなた「休みの日は何してるの？」

相手　「んーと、映画見たりかな」

あなた「例えばどんな？」

相手　「えーと、"ラ・ラ・ランド" とかかな」

あなた「へぇ…でもどうしてその映画見たの？」

相手　「私、歌とかダンスがとても好きなの。コメディとかミュージカルとかすごい好きだし！」

あなた「本当？ へぇ、僕も音楽好きだよ。でもどうして音楽が好きなの？」

相手　「うん！ 音楽は私、じつは高校のときに音楽のイベントとかやってたんだ。そういうのもあって…」

あなた「例えばどんな？」

相手　「うん、EDMとかかな？」

あなた「（EDM？ってなんだ？）…へえ、でもどうしてEDM？」

相手　「うん、じつはねお兄ちゃんの友達がDJやってて…」

どうでしょう？「どんな（How）？」「どうして（Why）？」という質問を、とりあえず投げかけてみるだけでも新しい情報がたくさん得られました。この2つの質問がどうして素晴らしいかというと、他の「なにを？（What）」「いつ？（When）」「だれ？

（Who）」「どこ？（Where）」やYes/Noでこたえられる質問は、その答えを得られるだけで会話が次につながりにくいですが（もちろん聞いてもOKですが）、一方、「どんな（How）？」「どうして（Why）？」は会話をさらに広げる可能性があるからです。相手が答えてくれたそれぞれのキーワードから、さらに話を広げられます。このようにすれば、相手の人となりや生活がどんどん明らかになります（もちろんwhatを使って訊くのもよいと思います。きっと相手は喜んで教えてくれるでしょう）。

　このことは、上のデートの会話だけでなく、患者さんとのやりとりでも同じようなことが言えます。患者さんが何か症状を訴えた場合、いつ、どこで？などを訊くことも大事ですが、どうして？どのような？などと訊くことで、その周辺の状況や情報が明らかになることがあり、病歴がよりクリアになることがあります。病歴を映像化していくと書きましたが、この2つの質問だけでも、かなり行けると思います。

プレゼンで医師の力がわかる？！

実習が始まって、見様見真似で**プレゼンテーション（プレゼン）**をする機会が増えてきました。とはいえ、1人ひとりがフィードバックをもらえる時間は限られていますので、上達するどころか、**苦手意識ばかり強まっています。**

現場でプレゼンテーションを行うことはよくあります。自分が担当している患者さんに説明して、引継ぎをしたり、必要に応じて他の科の先生に他科依頼を立てたりするときに使う技術です。**患者へのプレゼンテーションが上手かそうでないかで、その医師の力量を測ることはおおむね可能**です。

特に初期研修が終わったあたりの研修医の先生のプレゼンを訊けば、これまでの2年間、どのように自分を鍛えてきたかがだいたい解るといっても過言ではありません。

これは研修環境によるようなものではなく自分の努力でどのようにも訓練できるため、言い訳がきかない部分です。

よく研修医の採用の現場でも、このようなプレゼンテーションの能力を参考にすることはあります。

ひょっとしたらマッチングでもこのような面接試験の形式をとる病院もあるかもしれません。「あなたが臨床実習で出会った患者さんで印象的だった症例について説明してください」などのように。

というわけでちょっとシビアな話かもしれません。でも、訓練すればきっと上手になれます。市販されている本などを参考に、臨床実習などのチャンスを使って自分で訓練できると思います。

もし訓練するチャンスが必要なら、僕のところに実習に来るのでもよいですよ。一度身につけば一生使えるスキルですので、病歴、身体診察と並んでキャリアの最初にしっかり訓練しておく技術になると思いますよ。

プレゼンテーションは、

- ベッドサイドでサッとプレゼンする1分くらいのもの
- カンファレンスなどでプレゼンする10〜15分くらいのもの

など尺のレンジがさまざまで、また、

- とある検査や治療をお願いしたい他科へのコンサルトのためのプレゼン
- 患者の全体像を説明したいプレゼン

など目的によっても、その時間の使い方やアクセントの置き方は違います。それぞれの目的や形式に沿ったプレゼンに習熟するためには、相手がどのような情報を聞きたがっているかということを慮る力や、その場の聴衆の空気をリアルタイムに読む洞察力が必要です。

また、プレゼンテーションの最大の要点はプレゼンの結論から逆算して最初からのフレーズを組み立てることであり、これは準備の周到さも問われます。ベッドサイドで急ぐときにサッと突発的にプレゼンする機会も研修医になればあるので、その場合は準備している暇などありません。日ごろからいかに迅速に要点をまとめる力を養っているかということが問われます。

プレゼンのエッセンス

エッセンスだけ書くとこんな感じです（初診の患者さんの場合）。

① 一行サマリ：
「●●さん、▲歳男性、××の既往があるADLフルの車工場の社長さんです」
→名前、年齢、今回の症状に関係する重要な既往、ADL（Activity of Daily Living：日常生活動作）、職業など普段の生活環境を示す何らかの情報」を一行で伝えます。

② 主訴：

「△日前からの■■の症状で来院されました。」

→症状を伝えます。主訴には必ず、時間を入れてもらうことにしています（僕のチームでは）。理由は、どれくらいの発症かで考える原因の疾患が違ってくるからです。例えば1時間前からの胸痛であればまだ発症間もなく、危険なもの（例えば大動脈解離や肺塞栓症、急性冠症候群や気胸）を疑うこともありますが、これが1年前からの、であれば、少なくとも急性で危険なものという印象はやや薄れます。

③ 病歴：

どのような経緯で受診されたか、その他、慣例的な語呂でAMPLE（Allergy、Medication、Past medical history、Last Event：アレルギー歴、内服歴、既往歴、最後に起こった出来事がいつか）という情報も入れます（LはLast mealでEがEventといわれることもあるようです）。

④ 診察所見：

その後に、外観、バイタルサイン、身体診察所見をいれます。

⑤ アセスメントとプラン：

これまでの病歴、診察所見（±それに続く検査結果）から、

1）最も考える診断、その根拠

2）次に考える診断、その根拠

3）さらに、見逃したくない疾患とその根拠

をそれぞれ1つずつ挙げて（もちろんさらにある場合は挙げてもよい）、それらを疑ったので次にこの検査をする、当面の治療は◆◆、ということを言う

というのが一連のプレゼンテーションの骨格です。

ベッドサイドや病棟でプレゼンするものは「愛され指導医になろうぜ」(pp140-142) にも詳細を書きました。病歴の細かいものについては「診断戦略」(pp83-122) にも記載がありますので、それぞれ何かの折に参考にしていただけると嬉しいです。また、獨協医科大学総合診療科ではローテートの研修医たちには、より詳細なプレゼンの基本についてのマニュアルを配布しています（獨協で研修する方はお楽しみに）。

　ちなみにプレゼンだけ練習をしてもよいですが、その他には、アセスメント・プランに基づいたしっかりしたカルテを書くという訓練も、プレゼンの訓練になると思います。

実習から研修まで、ブランクの埋め方

せっかく実習で学んだ手技も、国家試験の時期に入ると現場から離れてブランクができてしまい、不安です。

国試が終わる頃には、採血もエコーも半年以上やっていないことになります。

採血も腕が落ちますから、それだけでも大学で継続的にやらせてもらえればいいんですけど。

「スチューデントドクター」なんて名前はできましたが、採血にせよ結局学生1人ではできない。先生たちも忙しいので、監督してもらうのも難しいですよね。じつは僕、患者さんの採血をしたことは1度もないです。そのまま研修を始めることになるでしょう。

なるほど、たしかにそうかもしれませんね。**採血や穿刺など侵襲的な行為**は患者さんに行う前に少なくとも**習熟しておく方が望ましい**と思います。

理想的にはOSCEなどと同様に、シミュレーションの訓練だけを行う時間をカリキュラムのなかに確保して、シミュレーション室などを使って一斉にトレーニングと評価をそれぞれ行うのがよいのかもしれません。

実習のときは患者さんを診るほうが優先になりますから、手技は患者さんにいきなりではなく、十分にシミュレーターなどでシミュレーションの機会を得て、その評価試験を終わってから現場に出るほうがよいのではと思います。

エコーならその気になれば自分たちでも練習できませんか。

練習といっても上級医のフィードバックが必要ですよね。そうなると、皆さん忙しそうでなかなか頼みづらいという現実もあります。

最近はシミュレーションの機械もよくなって、フィードバックを得られるようなものも出来てきていますから、そういったものを活用できるといいんですけど…。

手技については、OSCEの期間または臨床実習の期間中に何曜日のこの時間、などと皆で集まって訓練するなどの方法もあるかもしれません。

エコーも同様です。エコーについては、研修医になってすぐやらなければならない侵襲的行為、というわけではないので、研修医になってから各研修プログラムでそのような時間を研修医対象にもつ、というのでも時間的に余裕はあるかもしれません。というのは完全に僕の意見ですが…。

なるほど！

シミュレーションで学べる手技はいろいろあります。例をあげると、尿道カテーテル留置、末梢静脈路確保、動脈ライン確保、気管内挿管、中心静脈穿刺、骨髄穿刺、胸腔穿刺、胸腔カテーテル挿入、腹腔穿刺、エコー（胸部、腹部など）などです。

多くの大学にはこのようなシミュレーションの機材や部屋があるので、もし定まったカリキュラムがない場合でも、部屋を借りたり指導の先生に聞いたりして、練習するチャンスはあると思いますよ！

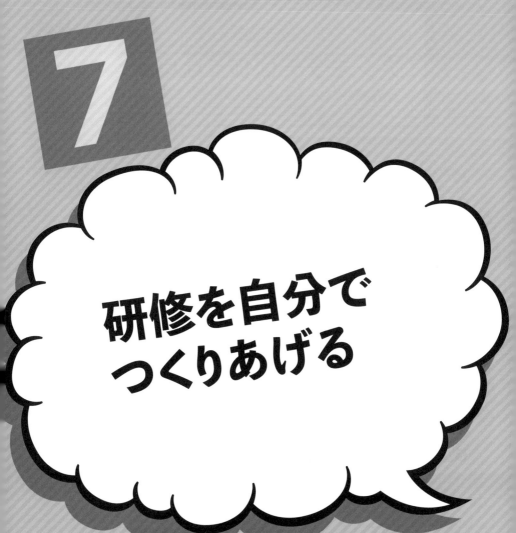

7

研修を自分でつくりあげる

7 研修を自分でつくりあげる

アンマッチは怖くない

研修病院選びって、恋愛、特に片思いに近い要素がありますよね？ 心の片隅にある根拠のない自信から「よろしくお願いします！」とラブレターを渡し、見事に「ごめんなさい」と振られます。病院の志望者数が年によって異なるのも怖いところです。

では振られたらどうなるか。要約すれば「空いてるところに連絡してあとは自分で頑張ってね」という通知がくるだけです。**僕はこのアンマッチング通知を見てフリーズしました。**

そこからあらためて研修病院を探すのは、結果発表から2、3日が勝負という説もありますが、時期的な問題で僕は卒業試験に専念し、自分が初期研修に何を求めているのか、何がしたいのか、納得するまで考え直すことにしました。

結果として300床ほどの病院に内定をいただき、アンマッチを晴れ晴れと乗り越えることができました。アンマッチに関する情報はあまりないので不安に思う医学生が多いようですが、皆さんはどうなのでしょうか。

マッチングは僕も「アンマッチ」になったのですが、**アンマッチになったところで初期研修は絶望的…というわけでは全くありません。**

> 成長する人はどこにいこうが無関係に、爆発的に成長していると思います。「環境ではなく自分次第、今いる場所で頑張ろう」と思える人は、どこにいても自分なりに必ずよい学習環境をつくり上げます。

> 逆に、**はじめからよい環境ありきでないとダメというマインドで行くと、いつまで経っても成長しない**可能性があります。期待と少しでも違うとクレームばかりでよいところを過小評価してしまう、という"ダークサイド"に陥る可能性があります。

　例えば、以前僕がスタッフとして勤務していた病院には着任時、ERに心電図がありませんでした。エコーももちろんなく、検査室の奥に古いものが一台あるのみでした。検査もなかなか結果が出ないし、薬も薬剤部のスペースの関係からほとんどない。「ひどい病院だな」と思いますか？　でも、もし離島に行けばもっと何もない。それは医療環境として破綻しているといえるでしょうか。

　そこでしなければいけないこと、できることがある。できることのなかでどうやったら質の高い医療を提供できるか、それを考えるのも医師の仕事だと思います。何もかもそろっている環境でやる、というのは理想論かもしれませんし、そのような何でもある環境が必ずしもよいかは正直わかりません。あるものだけで最大限にやっていく、という考えで訓練を続けていれば、そこでこそ磨ける力があるものです。

　CT・MRIがすぐ撮れなければ（夜など）どうにかしてその場をしのぐ力を磨くチャンスを得る、また上級医の手厚い指導がなければどうにかして自分で学ぶ力を鍛えるチャンスを得る、など、一見不利なことも見方を変えればメリットに気づくものです。

また、そんななかで、仮に"恵まれない"環境で過ごしたあとにフルスペックの病院に行ったときにさらに高度な医療ができる。この考えをもっているかどうかで、5年後にはすごい差がつきます。きっと研修も同じことなのではないかと、後輩たちの話を聞いて思います。

研修病院の面接であなたは何をみられている？
〜面接官からのアドバイス

マッチング対策で病院訪問などするのですが、**正直自分にはコレという強みがなく、アピールで困っています。**採用する側が採用したい学生（研修医）に傾向はあるのでしょうか？

研修医採用でどのような研修医を採用したいかという話題を、指導医仲間で話すことがあります。

そんなとき必ず挙がる意見が、**「お客様」感覚で教育サービスを受けに来る方は採用の優先度がさがってしまう**ということです。

> どういうことかというと、研修医は研修目的で来るのですが、一方医師免許というプロの資格をすでに持っているため、言われたことだけやるのではなく、「自分の役に立つ・立たない」「しんどい・しんどくない」などという軸だけで物事を判断しない、**前向きな仕事への姿勢がほしい**ということです。

　こういうのを「コミットメント」という言葉でよんだりもします。
　仕事は楽しいばかりでなく、つらいことも結構あるのが現実です。むしろ、「仕事はたいへんでつらいことがほとんどだが、そんななかに楽しいことが見つかる」というほうが正確な表現かもしれません。

　したくない種類の仕事から逃げず、まずは何でも笑顔で引き受けてみる、そういう姿勢がないとおそらく初期・後期研修医（または若手）として成り立ちませんし、また、周りからの信頼も得られません。これは単に精神論を言っているのではありません。組織のなかで任された役割をしっかり果たすということが、その組織のメンバーとして存在する最低条件だということです。もしそのようなことをそもそもこなせないと、メンバーとして機能しないといわれるだけでなく、結果的に自分自身の欲しがっていたいろいろな成長のチャンスも逃すことになると思います。

　というわけで、いやな仕事ほど「ありがとうございます」と（心ではどう思っても）笑顔で引き受ける度量とやる気がその研修医自身に試されていると思います。これはその組織のためではなく、あなた自身のためともいえるでしょう。

　コミットメントは単に業務内容だけではありません。自分の所属する科やチームが何らかの問題に直面したとき、離れたところから評論家のように愚痴や文句だけ言って自分自身は何も行動し

ないのではなく、自分自身に起こった問題だとしてポジティブで建設的に、積極性をもって「自分ができることはないか」と考えて動くことができるか、ということも同様に試されると思います。

冒頭のご質問ですが、これという強みがないのが逆にアピールポイントと捉えましょう。バランスがよい、とも言えるでしょう？視点を変えて、自分をポジティブに評価してみるとよいと思いますよ。

研修環境は選ぶものではなく、つくるもの

最近は**人気の研修先に偏りがあったり**しますよね。自分としてはそこまで強いこだわりはなかったのですが、やはり教育に定評のある研修先とそうでないところとでは、**学習内容に差ができてしまうものでしょうか。**心配になってきてしまいました。

臨床研修先を選ぶとき、いろいろな指標があると思います。

| 1,2年 | 3,4年 | 5,6年 | +α |

そのなかで**教育環境**ということに触れたいと思います。カンファレンスが充実している病院とか、いろいろ与えられる教育を提供してくれる病院が人気だと聞きます。これは学びたいという意識の表れでもちろんよいことですが、一方、**与えられることとハングリー精神を養う環境は反比例かもしれません。**

　例えば、僕が研修をした病院は決まったベッドサイド回診がなかったので、直属の上級医に「先生、1日に1回一緒に回診してくださいませんか」とお願いしました。エコーや心電図のレクチャーや教育などもなかったので、エコーは技師さんから教えてもらったり、心電図は読影前のものを付箋で自分の所見を書いてそれを後でマルかバツかだけでも上級医に書いておいてもらったり、ということもしました。グラム染色やギムザ染色は待っていても誰も教えてくれる環境には（当然のごとく）なかったので、技師さんにお願いして染色を教えてもらったりもしました。自分の行った先に研修環境がなければ自分でつくればよいのだと思います。そのような工夫や想像力が研修内容をリッチにしますし、何か困ったときの応用力を鍛えることになると思います。

　このような苦労はなくてもよいのかもしれませんが、このような経験をしたことがある人は、なかった人に比べて明らかにさまざまな逆境に対する対応力が高くなると思います。考え方1つで、デメリットと思えるようなこともメリットになると思います。

　…ということで、結局言いたかったことは、教育に定評がある、ないは初期設定で多少の誤差はあったとしても、じつは誤差範囲かもしれないということです。

　もしあえて研修先を選ぶ条件をあげるのであれば、こんな医師になりたい、などリアルにロールモデルになるような先生がいる

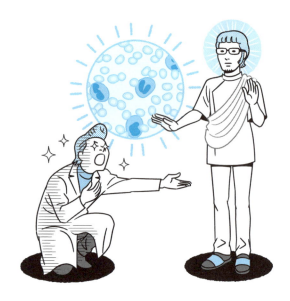

ところを選ぶというのも1つと思います。または、それでも迷う場合は、さまざまな科があり、しかもローテートの選択期間が長く、フレキシブルに変えられるような研修先は自由でよいかもしれません。

| 1,2年 | 3,4年 | 5,6年 | +α |

研修先を選ぶにあたって、専門医はどこまで意識する?

いまは、専門医の取得は実質必須と聞きました。仲間には「初期研修のうちに考えればいいんだよ～」なんて呑気な者もいますが、**研修病院を選ぶ段階で考えておかないと、後になってとり返しがきかなくなる**なんてことはありませんか?

専門医は「客観的にその分野を中心に診察する医師」という客観的な証にはなるかもしれませんが、その医師の実力を必ずしも保証するものではありません。

専門医取得を必須と考えるか考えないか、というのは学位(医学博士)取得が必須か否か、というのと同じような議論かもしれませんが、ただ少なくとも専門医があるほうが対外的にもよく、科によっては**研修医を指導するうえでの要件になることもあり**ますし、何より**自分の達成感**としてもよいと思います。

ただ、専門医をとることが必須、と断言できるかはわかりません。専門医取得のために本来やりたい仕事や環境に制限を受ける後輩たちを見ていると、不憫な気もします。また、専門医をとる前と後では給与や日々の臨床の面からみれば、ドクターとしての生活に大きな違いがあるかは不明です。大学の一定以上のポストを考えるうえでは必要なこともあります。

取り返しがつかなくなる、というほど大げさかはわかりませんが（笑）、どのような専門の科に進むかというのは**後期研修の施設を選ぶうえで判断材料になる**ので、**初期研修2年目に上がるころまでには方針が定まっているとよいですね。**

臨床留学と「文化的土台づくり」の大切さ

海外で臨床をしてみたいなと思っているのですが、そのタイミングは研修後を考えています。遅すぎでしょうか、早すぎでしょうか。

臨床留学を考えたとき、そのまま海外でずっと医師をやることを考えるならすぐに留学する方がいいと思いますが、もし**最終的に日本で医師をやりたいのであれば、初期研修後1～2年は待っても遅くない**んじゃないかなと思います。なぜなら、医師としての「**文化的土台づくり**」がどこで行われたかがとても重要だと思うからです。

海外の医療が素晴らしく見えたとしても、行ってみると逆に日本の素晴らしさもわかります。もし学生＋研修医くらいの経験で、しかもその後すぐに海外に行くことを考えているのであれば、なんだかんだ準備のことで頭一杯になって、研修どころではないかもしれません。

また、これは人によりますが、海外の憧れが強すぎると日本のよくないところに目が行ってしまい、海外に過剰な期待を抱いてしまうこともあります。

僕自身いくつかの国に行って思ったことは、**海外も素晴らしい、学ぶところがたくさんある一方、日本にも素晴らしいところがたくさんある**、ということです。将来日本でやるのなら、日本のよいところと足りないところをそれなりに解ってから、臨床の経験を日本で3〜4年経験して「じゃあ、さらに自分を新しい環境で伸ばすために留学しよう」と考えることがバランスがよい成長につながるのではと思っています。

僕の場合、臨床留学で米国に行ったのは9年目でした。もちろんこれは僕の私見ですから、他に臨床で海外に行かれた方の意見も聞いてみると思います。また違ったコメントがあるかもしれません。

「4 ハイブリッド思考で基礎医学の学習効率を高める」の「お得な英語の学び方」(108ページ)にも書きましたが、臨床留学は、その気があればぜひやるのがよいと思います。

スムーズにいくことができる人もいれば、行く手を阻まれてなかなか行けない方もいると思います。行けるかいけないか、どこに行くかなど、チャンス、時の運、を含め、いろいろな要素が作用すると思います。かくいう僕も行こうと決めてから7年かかりましたが、時間もお金もかなりの投資が必要でした。それをどうとるかは考え方しだいですが、それでも行ったことで得た経験は、プライスレスな価値があったのではないかなと思っています。

キャリアを歩むうえでいろいろな選択肢があります。考え抜けば多くの場合は2択でしょう。よく後輩や学生から相談を受けるとき、僕は"後で後悔しないほうを選んだらよい"、そして"目先ではなく、将来長期的に見てどちらがメリットになるかを考えて選択したほうがよい"とアドバイスしています。臨床留学をするかしないか、今（海外に）行くかもっと先に延ばすか、今試験を受けるか受けないか、など、海外留学についてはたくさんの決断しなければならないことがありますが、1つひとつが成長のための1つの通過点と考えれば、つらいことがあってもやる気をもって乗り切れると思います。応援していますよ。

日本では学べないこと

「志水先生がエモリー大学やハワイ大学で学ぼうと思った動機は何ですか？ 日本では学べないことがあるとしたら、それは何ですか？」という質問をよくいただきます。

エモリー大学は、公衆衛生を学びたかったこと、米国で臨床に入る前に米国に渡りたかったことなどが主な理由です。そのなかで自分が好きなプログラムがあり、かつ日本人がそれほど多くない北部より南部の地域を選びたかったからということも動機ではあります。ハワイ大学は米国に臨床で行くときのレジデンシーのマッチングでマッチしたものです。さまざまなご縁にも恵まれ、ハワイ大学にうかがうことになりました。

海外に行くことは、日本では学べないこと、きっとそれは多様な文化との出会いだとか、自分の常識が通用しないことだとか、今までのキャリア関係なく横一直線に並べられることだとか、そういった外部環境で自分と向き合い、自分との戦いに身を置けるメリットがあると思います。

海外のハード面を期待するというよりは、そのような環境で自分を見つめ、新しい自分を切り開くことに意義があるような気がします。そのため、海外留学はどんなに日本が世界最先端になっても、別の意味でお勧めしたいと思っています。

海外の経験はとても素晴らしいものでした。米国だけとってもアトランタ、サンフランシスコ、ハワイでの経験はそれぞれ違ったものでしたが、医療だけをみても、米国医療と日本医療の違い、教育のどこに力点を置くかの違いなど、さまざまな違いを見つけました。それぞれによいところがあります。僕も今は日本発・世界に向けたリーダーシップをとる、次代の医師を育てる教育プログラムを創っていますが、そのなかでこれらの海外の経験も活きると思います。一緒に頑張りましょう！

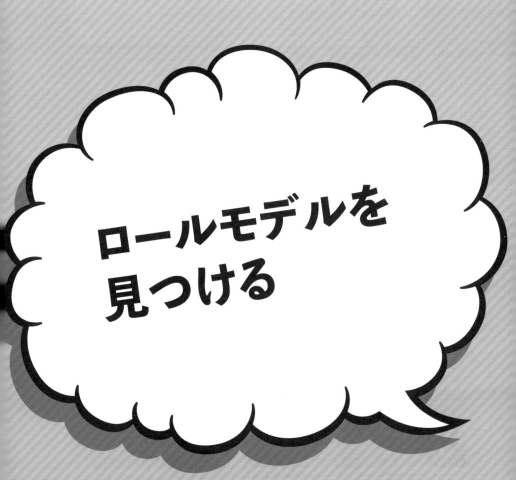

+α　ロールモデルを見つける

あなたのロールモデルを見つける

ところで、皆さんに「ロールモデル」はいますか。

はい、1人います。

おお！　どんな人ですか？

僕は外科医志望なんですが、国際医療ボランティアで出会ったミャンマーの外科医の方を尊敬しています。いろいろな医師の手術を見てきましたが、術中に叫んだり怒ったりして看護師が萎縮し、うまく進まないことがよくあるんです。ところがそのミャンマー人医師はまだ20代でしたが、いつも冷静で、言葉はわからないながら患者さんが安心しているのが伝わってくるんです。すごく遠く危険なところへでも、動じずに緊急支援に向かっていました。

私のロールモデルは、まず自分がどういう状態でも支えてくれる両親です。私も誰かのそういう存在になりたいと思います。

具体的な目標では、すごく尊敬している先輩がいます。何にでも一所懸命で、誰にも優しく、自分の意見が言える方です。また大学の先生に、バイタリティーに溢れ、物事をすぐに吸収して自分のものにする方がいます。どちらも見習うべき存在に感じています。

| 1, 2年 | 3, 4年 | 5, 6年 | +α |

それはすばらしいですね。他の方はどうですか？

僕にも目標となる人がいます。高校生のときに訪問医療を専門にされている先生に同行させていただいたことがあったんです。それまでの「医師」のイメージは、「病院で威圧的に話す人」でした。でも、その医師は患者さんからすごく信頼され、医学以外のことでも相談にのったりしていたんですね。その「地域のかかりつけ医」像が衝撃的で、それ以来ずっと目標に勉強しています。

身近では尊敬できる先輩が多いので、いま何をすべきかを考えるうえでアドバイスをもらっています。

身近にいるとすぐに話せるからいいですね！

皆さん、尊敬している人がいるんですね。私は医学部に入った理由が「受かるから」という気持ちだけだったので、目標とすべき医師はこれから探していきたいと思っています。

そうですね。願って行動すればきっと叶うと思います。医師以外で尊敬している人はいますか？

医学以外の分野では、新しい価値観をつくった人がすごいなと感じます。本を読んで感動し、気持ちを抑えられなくてFacebookで筆者にメッセージを送ったこともあります。ニュースに対する著名人のコメントを見て、感銘を受けたらそのお名前を控えたりもしています。

それはいいですね。医学の世界以外にも優れた方はたくさんいると思います。

僕のロールモデルは春から勤務予定の研修病院にいる1個上の先輩です。その先生の仕事ぶりを見て、研修先を決めました。休憩時間にもリラックスしながら、本を熟読していたり、カテーテルのシミュレーションをしていたり、「高みをめざしているな」というのが感じられたんです。

わたしのロールモデルは2人います。1人はあるてんかん学の教授です。わたしは弟がてんかんで、脳に興味があり医学部に入ったのですが、数年前にその先生の講演会に参加したところ、患者さん目線で、新しい治療や検査も行われていて、すごいなと思いました。大学まで見学に行ったら、医局の雰囲気もアットホームで、働く仲間を大切にしていることが伝わってきました。

もう1人は来春から勤務する研修先の研修医の方です。研修医といえば疲れきっているイメージがあったのですが、その方はチーフレジデントとして楽しみながらチームをまとめて、患者さんともフレンドリーに接していて。そんな人になりたいなと思いました。

そうだったんですね。皆さん、さまざまな人から刺激を受けているようですね。

ロールモデルの"効用"

　ロールモデルがいるとモチベーションが保てて、日々の生活やキャリアに「推進力」が生まれます。ロールモデルを自分の成長

| 1, 2年 | 3, 4年 | 5, 6年 | +α |

に使っている人は、実際に早く育つと思います。ロールモデルは
スーパースターでも、身近な人でもよいのです。

　じつは僕にも、臨床においてめざす方々がいます。1人は青木眞
先生という感染症科医、僕の唯一無二のかけがえのない師匠です。
もう1人、ローレンス・ティアニーJr.先生という、私にとって米
国における父親のような医師がいます。また、臨床医のお手本と
して最も濃密なインパクトを受け、その回診スタイルやチームマネジ
メントに大きな影響を受け、今でも陰に日にご指導いただいている
藤本卓司先生。最後に、数々の巨大なインパクトをくださった、そ
してことあるごとに数々の苦難を一緒にすごし、ここまで導いてく
ださった徳田安春先生という僕にとって兄のような存在の医師。

　研修医1年目の2006年の3月から研修医2年目の10月まで、上
に書いた順にこの4名の臨床医に出会ったのですが、このように
素晴らしいと思う人を見ながら、その人たちがミックスされた人
物像がロールモデルとして自分のなかで形成されました。

4人の先輩医師から受けた影響

　例えば総合診療で僕にとって学年が最も先輩であるティアニー
先生についてとり上げます。診断の神様としてDr.ティアニーに
憧れる人は多いでしょう。でも、直系で彼の後継を担っていこう
と本気になる人は少ないと思います。僕にとっては青木先生が唯
一無二の師匠ですが、その親友であり、また医学の魅力をふんだ
んに味あわせてくださったティアニー先生は私にとってかけがえの
ない青木先生と並びもう1人の臨床における親のような存在です。

　もちろん、先にあげた徳田先生や藤本先生も恩師には変わりな
いのですが、僕にとっては年齢も学年も近く（といっても20年程
上級ですが）、より緊密な兄貴のような存在です。一方、青木先生
やティアニー先生はどこか親のような存在でもあり、師匠でもあ
るのです。僕は弟子ということになります。子は親を、弟子は師

を超えていくものです。そのような自分なりの使命を青木先生・ティアニー先生と交流させていただくなかで自分の課題として感じるのです。

では皆さん、「僕にはめざす人がいない」という友人がいたら、どうアドバイスしますか？

やりたいことを「やりたい！」と口に出してみるのはどうでしょうか。そうすると頑張っている姿を誰かが見ていてくれて、思いを叶えるのに必要な誰かとつながるチャンスが舞い込んでくる。私はそうでした。

なるほど！ それは勇気の要る方法ですが、誰かが見ていてくれるかもしれません。注目してもらうことが目的ではないですが、夢は口に出したほうがいい結果になることがたしかに多い気がします。

私は、自分のめざすべき人は自分が行動した結果でしか出会えないと思うので、**興味のあることを積極的に調べたり、その場に足を運んでみたり**することで、自然と出会えるものだと思っています。

特に医学の世界では、やりたいことが決まっている人はロールモデルを見つけるのが早いです。世間が狭い業界ということもあり、トップクラスの医師は露出が多いです。

露出といってもテレビには出ないかもしれません。ここでいう"露出"は、論文や学会、講演会や勉強会も含みます。

| 1, 2年 | 3, 4年 | 5, 6年 | +α |

　医学生の「学会参加についてですが、お金がかかるとか、許可が必要だったりするのですか？」という質問を聞くことがあります。これはケースバイケースです。

　大学や関連の医局からサポートが出ることもあるかもしれません。許可は大抵は不要だと思いますが、皆さんの大学の学務課に聞いてみるとよいと思います。

> このような場に行って、気になった先生に声をかけてしまえばよいのです。教育的な視点や後輩に愛情のある方だったら、キャリアの相談にも乗ってくれるでしょう。そこで将来師事すべき人を見つけられるかもしれない。学生はそれくらい積極的でも許されると思います。

　ロールモデルを見つけた後で大事なのは、連絡を絶やさないことです。「お忙しいから……」という遠慮は不要です。失礼なことをしていないのに1回、またはせいぜいもう1回連絡しても返事が返ってこない方は、傍にいない方がいい人だと思います。それ以上は未練がましく連絡を取る必要もないと思います。

　こういうのはタイミングで、こちらも近しくなるチャンスを逃したかもしれませんが、向こうも熱心で素晴らしい弟子をとるチャンスを失ったのです。どこか初期臨床研修マッチングや恋愛に近いところがあるかもしれませんね。

　翻って、もしよい反応をいただいた先生がいらしたら、連絡を絶やさないようにするとよいと思います。例えば卒業しました、試験に受かりました、何かを発表しました、賞をもらいました、勤

務先が変わりました、結婚しました……こんなことわざわざ…と思った内容でも、後輩からの連絡、特に打算のないそんな連絡であっても（だからこそ）先輩にとっては嬉しいものです。

本当にすごいと思う人と出会えたら、それはなかなかないことですから、絶対に離してはいけません。

自分が将来、どんなふうになりたいかのイメージが曖昧なのに、ロールモデルは見つかるんでしょうか？ 少し不安です。

大丈夫、何も心配ないですよ。出会いはタイミングで必ず来ます。諦めず前向きに進んでいれば。

ちなみに、ロールモデルとなる人に近づく、または超えるために、心がけていることがある方はいますか？

自分もバイタリティーあふれる人間になるため、まずは学生時代、大学を飛び出すのを目標にしています。朝から晩まで一緒の授業を受けて、同じ実習をして、という毎日だとクラス内の団結力はあるんですが、考え方のバリエーションが少なくなってしまうので……。アルバイトで異なる業種の方と働いた経験もすごく役立ちました。

勉強をするのはもちろんなんですが、目標とする人になるべく会いに行って話を聞き、得たことを自分のなかで新しいカタチに表現することを心がけています。

"弟子"を名乗る意味

　弟子と名乗ってどんなメリットがあるかというと、それはリアルに師匠を超えなければならない覚悟が生まれる点だと思います。

　例えば、同じ総合診療医の自分の4倍もキャリアのあるティアニー先生を超えなければいけないというプレッシャーは重いです。でもそれができなければ、極端ではありますが、ティアニー先生が自分を教えてくれた意味を実証できないとずっと思っていましたし、今も思っています。だから、彼と濃密に一緒に過ごさせていただいた2011年の1年間はもちろん、それ以外でも時折ティアニー先生と一緒にいるときもその優れている部分をすべて吸収するつもりで傍にいました。

　それからも、診断や治療で悩んだとき、ケースレポートを解いているときに「Dr.ティアニーならどう考えるだろう」といつも自問して答えをだし実行して、そして学んでいくことをくり返しています。そのなかで、明日はまた少しティアニー先生に近づける、そしてきっとそれを超える存在になろうと願って毎日進んできました。僕は医師20年目までにそれを実現したいと思っています。そのようなロールモデルの存在があって、それが自分にとって成長の指針になっています。

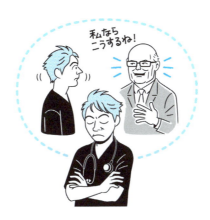

あるとき、東京から小田原駅までティアニー先生をお送りして別れるとき、新幹線のホームで僕はティアニー先生にこうお伝えしました。「必ず成長して、先生を超えます。それが弟子の僕の使命だと思っています」それを聞くと、ティアニー先生はそれまでに見たことがないような嬉しそうな笑顔をしてくださいました。それが忘れられず、ずっと脳裏に焼き付いています。何かつらいことがあったり、挫折があったりするとき、あのティアニー先生の笑顔はよく思い出します。

辛いときにはロールモデルの言葉にも支えられるものです。師匠の青木先生に時間をお取りいただき叱咤激励をいただいたときのこと、兄貴分の徳田先生から電話やメール、お会いしたときにいただいた数々の言葉、神津先生からの医学教育におけるさまざまなアドバイス、藤本先生から職場を離れるときからいただいたメッセージ、どれも自分には勇気の言葉です。

出会う人たちすべてから学ぶ

もちろんロールモデルではない人にも、誰にでも学ぶところがあります。「この人からは学ぶところがない」と思っても、それは自分に見る目がないからで、見かたを変えたりすると、必ず得るものがあるはずです。ロールモデルがいない（またはつくらない）人は、孤高を気取るより素直で謙虚な気持ちで自分に向き合ってみると、意外に得るものが多くなるかもしれません。

なりたい自分になるためにはロールモデルを見つけて、それを自分に投影して、自分の理想像をつくるのです。そうすると、そこに向かって現実の自分に何が足りないか、どうすればいいか自然と見えてきます。でも言い訳をせずに、自分のめざすべきものを見つめて向かったら自ずと道はきまります。そこには誰の目も評価も関係ありません。

みなさんの医学部生活を応援していますね！

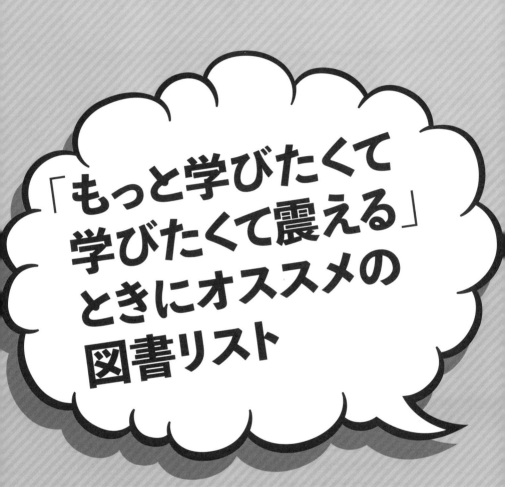

+α 「もっと学びたくて学びたくて震える」ときにオススメの図書リスト

お話を聞いて、もっと詳しく知りたい分野が出てきました。
オススメの図書はありますか？

それでは以降に、僕や先輩たちの分野別のオススメ図書を掲載しますね。

1 医学部を知る

モチベーションアップに役立つ本

1) 「ダントツになりたいのなら、『たったひとつの確実な技術』を教えよう」（エリック・ベルトランド・ラーセン/著，山口真由/監，鹿田昌美/訳），飛鳥新書，2015
   → オリンピックの金メダリストや、トップクラスの経営者を顧客にもつ職業・メンタルトレーナーの著書。人口300万人のノルウェーで、16万部も売れたとのこと。読み始めて数ページで、「自分の限界」に挑戦したくなること請け合いです。

2) 「医学部に行きたいあなた、医学生のあなた、そしてその親が読むべき勉強の方法」（岩田健太郎/著），中外医学社，2017

2 医師の仕事を知る

多様な医師像の理解・ロールモデル探し・キャリア設計を考える

3) 「世界を救った医師—SARSと闘い死んだカルロ・ウルバニの27日（NHKスペシャルセレクション）」（NHK報道局「カルロウルバニ」取材班/編），日本放送出版協会，2004
   → 公衆衛生の最前線で闘う医師の形の1つです。

4) 「医者は患者をこう診ている　10分間の診察で医師が考えていること」（グレアム・イーストン/著，葛西龍樹/日本語版監修，栗木さつき/訳），河出書房新社，2017
   → イギリスのGP（家庭医・総合診療医）である著者が、GPを主人公として、その日常をリアルに描いたフィクション。読み物としても面白いのですが、仮想症例の作り込みのレベルと、その対応の医学的水準の高さは、さすがブリティッシュ・メディカル・ジャーナル（BMJ）の元編集者。外来での総合的ケアの魅力が詰まっています。

| 1, 2 年 | 3, 4 年 | 5, 6 年 | + α |

5)「白衣のポケットの中」（宮崎 仁, 他 / 著）, 医学書院, 2009
　→ 医師として気を付けるべき点やふとした疑問について具体的な回答が書かれています。

❸ 医師と教養

教養として読んでおくとよい本は？

6)「やり抜く力　GRIT」（アンジェラ・ダックワース / 著, 神崎朗子 / 訳）, ダイヤモンド社, 2016
　→ やりぬく力を身につけるルール, 自分の力を伸ばすために必要なことなど自分の能力を伸ばすために必要なことが書かれています。

7)「指一本の執念が勝負を決める」（冨山和彦 / 著）, ファーストプレス, 2007
　→ ビジネスの現場からの視点ですが, 研修医に限らず社会に出ると求められるストレス耐性と胆力について解説されています。

8)「脳を鍛えるには運動しかない！」（ジョン・J・レイティ, エリック・ヘイガーマン / 著, 野中香方子 / 訳）, NHK出版, 2009
　→ ハーバード大学の臨床精神医学准教授である著者が, 学力の向上や, ストレスの克服, うつ, 不安, ADHDなどの症状緩和に, 運動がいかに役立つかを説いた本。自己管理は社会人の基本です。自身の健康管理へのモチベーションを高めつつ, ゆくゆくは運動療法を指導する立場になる皆様へ。

マネジメント・リーダーシップ・コミュニケーションなどノンテクニカルスキルを向上させたい！

9)「『学力』の経済学」（中室牧子 / 著）, ディスカヴァー・トゥエンティワン, 2015
　→ 教育の世界でも, 最新の科学的根拠（エビデンス）に基づいた結論が, 直感的・経験的な定石を否定する場合があるようです。エビデンスに基づくと, 子供を褒めて育ててはいけない！？

10)「新ハーバード流交渉術」（ロジャー・フィッシャー / 著, 印南一路 / 訳）, 講談社, 2006
　→ 「交渉」の本質を知ることができる本です、ぜひ一読を。

11)「ジェネラリスト教育コンソーシアム vol. 4　総合診療医に求められる医療マネジメント能力」（小西竜太, 藤沼康樹 / 編）, 尾島医学教育研究所, 2013
　→ 実際の医療現場で悩む人たちの意見なので, 参考になると思います。

12)「医療の場のコミュニケーション」（日下隼人 / 著）, 篠原出版新社, 2013
　→ 医師になってからでは気づくことができないかもしれない大切なことが書かれていると思います。

13)「コンサルテーション・スキル」（岩田健太郎 / 著）, 南江堂, 2010
　→ 医師になると行うコンサルテーションをする, 受ける際に必要な内容が盛り込まれています。

14）「完訳 7つの習慣」（スティーブン・R・コヴィー／著，フランクリン・コヴィー・ジャパン／訳），キング・ベアー出版，2013

→ リーダーシップを説いたビジネス書として、20世紀にもっとも影響を与えたとされる名著。語り口はわかりやすく、内容は深遠。読み返すたびに、新たな発見があります。

15）「志水太郎の愛され指導医になろうぜ」（志水太郎／著），日本医事新報社，2014

→ 僕の本です。現場のリーダー向けに書きました。医師向けですが学生さんにもきっと役立つ内容です。

ビジネスマナーを身につける

16）「99％の人がしていないたった1％の仕事のコツ」（河野英太郎／著），ディスカヴァー・トゥエンティワン，2012

→ ライトな読み口で、累計100万部以上売れているシリーズ。「医者は社会人としての常識がない」と言われたくないあなたへ。

医療行政・医療経済・公衆衛生のようなマクロな視点を学ぶために

17）「命の格差は止められるか」（イチロー・カワチ／著），小学館，2013

→ なぜ医療に行政、経済の観点が必要なのかということを実感させてくれます。

18）「健康格差社会」（近藤克則／著），医学書院，2005

→ 健康と社会・心理要因の関連についての日本の第一人者の著書です。入門書としてお勧めします。

19）「過剰診断—健康診断があなたを病気にする」（H・ギルバート・ウェルチ，他／著，北澤京子／訳），筑摩書房，2014

→ 早期診断・早期治療はよいが、早期に過ぎる診断は必ずしもよくない、ということを教えてくれる本。「健康診断」の意義とカットオフ、しっかり考えたことはありますか？

４ ハイブリット思考で基礎医学の学習効率を高める

臨床とのつながりを実感できる「基礎医学」の教材を教えて！

20）「ガイトン生理学　原著第13版」（John E, Hall／著，石川義弘，他／総監訳），エルゼビア・ジャパン，2018

21）「イラストレイテッド生化学　原書6版」（石崎泰樹，丸山　敬／監訳），丸善出版，2015

→ 代謝経路に異常が起きた際に発生する疾患についての記載やイラストが豊富で、臨床での代謝の重要性を実感することができます。

| 1, 2年 | 3, 4年 | 5, 6年 | +α |

22)「イラストレイテッド薬理学　原書6版」(柳澤輝行，丸山　敬/監訳)，丸善出版，2016
→ 臨床で使われる薬剤の、臨床で役立つ範囲内の薬理学的機序が記載されており、わかりやすいです。

23)「FIRST AID™ Q&A for the USMLE® STEP1 3rd EDITION」(Tao Le, James Feinstein/著)，McGraw-Hill Medical，2012
→ 日本の医師国家試験ではそこまで試されない基礎医学的な知識が、USMLEではstep1でしっかり問われます。ほとんどは症例問題形式で臨床とのつながりもよくわかり、英語も勉強でき、海外進出の足がかりにも。一石三鳥！？

医学英語を効率よく勉強したい！

24)「トシ、1週間であなたの医療英単語を100倍にしなさい。できなければ解雇よ。」(田淵アントニオ/著)，SCICUS，2009
→ 医療英単語を構造から理解するにあたって、これ以上の練習帳はありません。続編まで含めた15日間のミッションをクリアし、パリを救ったあなたには、もはやわからない医療英単語はないでしょう。

5 国試対策をうまく使う！

診断学を学びたい！

25)「診断戦略」(志水太郎/著)，医学書院，2014
→ 本書でもたびたび登場します。診断の考え方の最も重要な「型」「原則」をわかりやすく日本語で書いています。類書は世界的にもないと思います。必読です。

26)「考える技術—臨床的思考を分析する　第3版」(スコット・スターン，他/編，竹本　毅/訳)，日経BP社，2015
→ 実際の症例を題材としながら、頻度の高い症候について考えなければいけないこと、具体的な診療の進め方について学ぶことができるようになっています。検査の感度・特異度などもこの本で使い方が分かるようになると思います。少し分厚い本ですが、病棟実習を始める前には読むと見えるものが違ってくるでしょう。

27)「誰も教えてくれなかった診断学」(野口善令，福原俊一/著)，医学書院，2008
→ 尤度比の概念など、この本で診断ステップの全体像を知ることができると思います。

28)「内科救急　見逃し症例カンファレンス」(長谷川耕平，岩田充永/著)，医学書院，2012
→ 前半で診断・治療がうまくいかなかった症例の振り返りの仕方（M&Mカンファレンス）を紹介、後半で臨場感ある仮想症例を通しつつ、「診断エラー」の基礎を学ぶ本。エラーは誰でも起こすもの。それを最小限にするために必要な、知識、スキル、態度とは。

+α 「もっと学びたくて学びたくて震える」ときにオススメの図書リスト

身体診察を学びたい！

29)「身体診察免許皆伝」(平島　修，他/編)，医学書院，2017
→ 身体診療は形式的なものでなく、実際に現場で重要な威力を発揮する技術です。そのような熱い思いがこの本にはこもっています。OSCE試験の後に読むと効果抜群です。

30)「スワルツ身体診察法」(マーク・H・スワルツ/著，宮城征四郎，納　光弘/日本語版監修)，西村書店，2013
→ 僕がフィジカルを学んだ恩師の1人です。身体診察の名著とされる1冊です。イラストも多いです。

31)「ベイツ診察法（第2版）」(リン・S・ビックリー/著，福井次矢，他/日本語版監修)，メディカル・サイエンス・インターナショナル，2015
→ まずはこの本で基本を身に付けていないと、そのほかの身体所見の教科書を理解できないかもしれないという意味で必読です。

32)「ベッドサイドの神経の診かた　改訂18版」(田崎義昭，斎藤佳雄/著)，南山堂，2016
→ 神経診察のバイブルみたいなもので、臨床実習で実際に診察するようになったら読むとよいでしょう。

33)「身体所見からの臨床診断」(宮城征四郎，徳田安春/編)，羊土社，2009
→ イラストも豊富でわかりやすい解説が載っています。

34)「エビデンス身体診察」(伴　信太郎/監，宮崎　景/著)，文光堂，2007
→ 70ページほどの中に、最低限の基本がわかりやすくまとまっており、通読に適しています。OSCEや実習の前に。

エコーなどの手技を学びたい！

35)「あてて見るだけ！劇的！救急エコー塾」(鈴木昭宏/編)，羊土社，2014
→ 1冊で、救急外来でのエコースキルの大半をカバーしています。そもそもエコーが手元にない皆さんは、巻末付録のQRコード集から各サイト・動画に飛ぶのが吉。

⑥臨床実習の効果を最大化する

臨床実習で必携の教材は？

36)「レジデントスキルアップシリーズ2　臨床力ベーシック—マニュアル使いこなしOS」(黒田俊也/著)，CBR，2004
→ 臨床医として必要な心構えが記されています。そこまで有名ではないですが、僕はこの本を研修医1年目の4月にボロボロになるまで読み込んで、自分のカルテやプレゼンテーションのフォーマットをつくりました。ぜひ読んでほしいです。

| 1, 2 年 | 3, 4 年 | 5, 6 年 | + α |

37)「内科ポケットレファランス　第2版」（マーク・S・サバティン／編，福井次矢／日本語版監修），メディカル・サイエンス・インターナショナル，2016
→ MGH内科マニュアルです。1ページに実践的な情報がぎっしりつまっています。反復して熟読すれば実力UP間違いないです。

38)「ジェネラリストのための内科外来マニュアル　第2版」（金城光代，他／編），医学書院，2017
→ 地域の医療機関で外来実習をする場合にはもっておくとよいでしょう。よくある症状についての基本的考え方と対処が記載されています。

39) UpToDate® : https://www.uptodate.com/home
→ 世界で130万人以上の臨床医が利用している臨床医学情報ツール。実習では、現場の実際を体で覚えることがもっとも大切ですが、同時に世界標準の知識を是非意識してほしいです。スマホ用アプリもあり。学生だと割引価格で購入できます。

7 研修を自分でつくりあげる

マッチング対策・就職活動・研修医になる準備をしたい！

40)「研修医になったら必ず読んでください。」（岸本暢将，他／著），羊土社，2014
→ 研修医になったら必要となるベッドサイドの基本やプレゼンテーションなどエッセンスが盛り込まれています。

41)「医師人生は初期研修で決まる！って、知ってた？」（志賀　隆／編著），メディカルサイエンス社，2016
→ 非常に実践的なアドバイス集。序論から総論1までが主に医学生向け、そこから先は主に初期研修医向け。ですが、最後のまとめは全員必読です！

論文の読み方・情報収集の方法を知りたい！

42)「『原因と結果』の経済学」（中室牧子，津川友介／著），ダイヤモンド社，2017
→ 数字でいわれると説得力があるように聞こえますが、そのレトリックや考え方がわかりやすく解説されています。

43)「医学英語論文読み方のコツ」（大井静雄／著），メジカルビュー社，2010
→ 一般的な英語論文の構造や、読むべき論文の選び方などについて、少ないページ数でわかりやすく解説されています。

留学の情報源は？

44)「研究留学のすゝめ！」（海外日本人研究者ネットワーク／編），羊土社，2016
→ 実体験をもとに海外留学の実際を学ぶことができます。

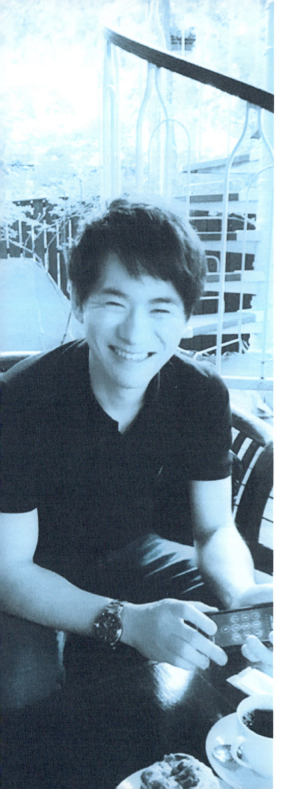

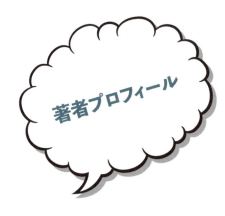 著者プロフィール

志水太郎　　Taro SHIMIZU

獨協医科大学　総合診療医学　主任教授

2005年　愛媛大学医学部卒業
2007年　江東病院初期研修
2009年　市立堺病院後期研修
　　　　内科チーフレジデント
2011年　米国エモリー大学
　　　　ロリンス公衆衛生大学院

　　　　カザフスタン共和国
　　　　ナザルバイエフ大学客員教授

　　　　米カリフォルニア大学
　　　　サンフランシスコ校客員臨床研究員
2012年　練馬光が丘病院総合診療科
　　　　ホスピタリストディビジョンチーフ

　　　　豪州ボンド大学　経営大学院
2013年　米国ハワイ大学内科　レジデント
2014年　東京城東病院総合内科チーフ
　　　　同内科アドバンスドレジデンシー
　　　　プログラムディレクター

　　　　同ナースプラクティショナー
　　　　プログラムディレクター
2016年　獨協医科大学病院総合診療科
　　　　診療部長

　　　　同　総合診療教育センター
　　　　センター長
現職　　獨協医科大学総合診療医学講座
　　　　主任教授

勉強会開催依頼のメールアドレスはこちら
shimizutaro7@gmail.com

Special Thanks…

- 座談会で貴重な意見をいただいた

  岩間 優さん、大谷真紀さん、小澤秀浩さん、川瀬由香さん、
  木村彩香さん、久保田隆文さん、鈴木裕紀子さん、髙橋宏典さん、
  林 克麿さん、堀 賢一郎さん、山本雅貴さん

- 医学生の視点から内容にアドバイスをくださった

  梅田浩介さん、大熊 尭さん、大野 航さん、地曳瑶平さん、
  須賀 望さん、髙原彩佳さん、竹林康幸さん、三澤佑太郎さん、
  八木貴志さん、横島健人さん、吉田 誠さん

- 医学生にオススメの教材をご紹介いただいた

  高瀬啓至先生、原田 拓先生、原田侑典先生、廣澤孝信先生
  （いずれも獨協医科大学総合診療医学）

- デザインのコンセプトにアドバイスをくれた

  志水早加さん

えむえむえふ
MMF
せんせいしき い がく ぶ　　ねんかん　　　　　　　　す　　　かた
たろう先生式医学部6年間ベストな過ごし方

2018 年 06 月 01 日　第 1 刷発行	編　集	しみずたろう 志水太郎
	発行人	一戸裕子
	発行所	株式会社　羊　土　社
		〒 101-0052 東京都千代田区神田小川町 2-5-1 TEL　　03（5282）1211 FAX　　03（5282）1212 E-mail　eigyo@yodosha.co.jp URL　　www.yodosha.co.jp/
ⓒ YODOSHA CO., LTD. 2018 　Printed in Japan	装　幀	山口秀昭（Studio Flavor）
	イラスト	森マサコ
ISBN978-4-7581-1826-2	印刷所	日経印刷株式会社

本書に掲載する著作物の複製権，上映権，譲渡権，公衆送信権（送信可能化権を含む）は（株）羊土社が保有します．
本書を無断で複製する行為（コピー，スキャン，デジタルデータ化など）は，著作権法上での限られた例外（「私的使用の
ための複製」など）を除き禁じられています．研究活動，診療を含み業務上使用する目的で上記の行為を行うことは大学，
病院，企業などにおける内部的な利用であっても，私的使用には該当せず，違法です．また私的使用のためであっても，代
行業者等の第三者に依頼して上記の行為を行うことは違法となります．

JCOPY ＜（社）出版者著作権管理機構 委託出版物＞
本書の無断複写は著作権法上での例外を除き禁じられています．複写される場合は，そのつど事前に，（社）出版者著作権
管理機構（TEL 03-3513-6969，FAX 03-3513-6979，e-mail：info@jcopy.or.jp）の許諾を得てください．

羊土社のオススメ書籍

その症候、英語で言えますか?
はじめに覚える335症候とついでに覚える1000の関連語

近藤真治／著,
Wayne Malcolm／英文校閲・ナレーター,
飯野 哲／編集協力

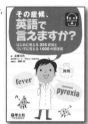

診療でよく出合う基本症候とその定義を英語でまるごと習得！語句の意味だけでなく、用語の学術的な使い方や関連語もスイスイ身につく。医学英語を初めて学ぶ方、学び直したい方にオススメ！音声ダウンロード特典つき。

- 定価（本体2,200円＋税）　　■ B6判
- 159頁　　■ ISBN 978-4-7581-1760-9

医学生からの診断推論
今日もホームランかっとばそうぜ

山中克郎／著

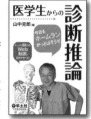

学生の頃からのトレーニングが臨床で活きる診断力をメキメキ向上させる！診断推論のテクニックや鍛え方だけでなく、患者さんとの向き合い方、問診のコツなど医師の仕事の流儀も伝授。診察手技が学べる動画つき。

- 定価（本体2,500円＋税）　　■ B6判
- 159頁　　■ ISBN 978-4-7581-1788-3

こんなにも面白い医学の世界
からだのトリビア教えます

中尾篤典／著

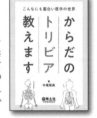

マリンスポーツと納豆アレルギーの意外な関係性とは？秀吉の兵糧攻めにはある疾患が隠されていた!?など、身近に潜む医学の雑学「トリビア」満載の1冊。へぇ～そうだったんだ！と思わず誰かに教えたくなること必至！

- 定価（本体1,000円＋税）　　■ A5判
- 86頁　　■ ISBN 978-4-7581-1824-8

闘魂外来
―医学生・研修医の君が主役！

病歴・フィジカルから情報検索まで臨床実践力の鍛え方を伝授します

徳田安春／編

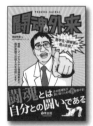

超人気！実践型実習の熱いレクチャーが書籍化。病歴・フィジカルの基本から画像・検査選択の考え方、医師として成長し続けるための極意までカリスマ指導医が燃えるパッションで君を導く！臨床で活きるパールも満載。

- 定価（本体3,000円＋税）　　■ B5判
- 206頁　　■ ISBN 978-4-7581-1825-5

発行　羊土社 YODOSHA

〒101-0052　東京都千代田区神田小川町2-5-1　TEL 03(5282)1211　FAX 03(5282)1212
E-mail : eigyo@yodosha.co.jp
URL : www.yodosha.co.jp/

ご注文は最寄りの書店、または小社営業部まで